ちくま文庫

あたらしい自分になる本　増補版

SELF CLEANING BOOK

服部みれい

筑摩書房

装丁　中島基文
イラスト　平松モモコ

もくじ

文庫版によせて　まえがきのまえのまえがき――6

わたしがあたらしい自分になっていったはなし
まえがきにかえて――12

1. からだからあたらしくなる
冷えとり健康法のこと――20
アーユルヴェーダ――43
白湯のはなし――71
食べものと食べかた――82

2. 身のまわりのものからあたらしくなる
部屋の大浄化作戦――110
布ナプキン――125
服のはなし――142

3. こころ、そしてたましいからあたらしくなる
アファメーション——166
瞑想のはなし——182
ホ・オポノポノ——197

4. 達人たちに会ってきた
蓮村 誠さん——230
イハレアカラ・ヒューレン博士——242

文庫版新章　あれから5年たって——252
あたらしい自分になっていくときに起こりうるリスト——276
あとがき——278
解説　辛酸なめ子——282

●本書で紹介しているお店や商品についての情報は変更の可能性もありますが、ご了承ください　●本書で取り上げている各方法の効果については、著者本人の体験に基づいて記述しており、個人により異なることをあらかじめご了承ください

文庫版によせて

まえがきのまえのまえがき

みなさん、こんにちは！　『あたらしい自分になる本』が発売から約5年の歳月を経て、文庫化されることになりました。あれから5年（綾小路きみまろさんの「あれから40年」の口調で）。みなさんは、この5年間、どんな変化があったでしょうか。いや、どんなふうに、あたらしい自分と出合い続けているでしょうか？

もともとこの本が発売された2011年の１月ごろは、冷えとり健康法も、白湯《さゆ》飲みも（冷えとりと白湯飲みを一緒に考えている方がときどきおられるようですが、白湯飲みは、アーユルヴェーダの方法です）、まだまだそんなには知られていませんでした。布ナプキンは、ごく限られた自然派のお店でしか入手できませんでしたし、スペースクリアリング（部屋の大浄化）だってメジャーじゃなかった。

でも、5年経った今、あちこちで「冷えとり」ということばを本当によく耳にするようになりました。レストランで「白湯をください」というと、今ではすっと出てくるようにもなりました。原宿のかわいい雑貨店へ行っても布ナプキンはありますし（感動）、部屋のいらないものを処分するという方法は、近藤麻理恵さんの「人生がときめく片づけの魔法」の大ブレイクを経て、今や「家になにもない」、超ミニマリストたちまで出現させています。オーガニックコットンだって、さして珍しいものじゃなくなっていますしね。そうそう、つい先日も、超コンサバな雑誌でオーガニックコットン特集が組まれているのを見て、う〜ん、すごいメジャーになったものだと目をまんまるにしたばかりです。

こうして、世の中を見渡すに、浄化だとか、捨てるだとか、整えるだとか——、そういった態度、またオーガニックライフ、自然の生活へのシンパシーは、まだまだメインストリームではないとはいえ、年々大変な高まりを見せているのを感じます。都市のデパートなどへ行けば、自然派コスメのコーナーがどれだけ激しく盛り上がっていることか！　女性たちの「自然」への傾倒を感じざるを得ないと思います。

どうしてこういう流れがあるのか――？

ひとつには、買うこと、使うこと、持つこと、いってみたら「消費」というものが飽和状態になっていて、足していくことに飽きがはじまっているから、という気がします。「ほしいものが、ほしいわ。」（少し古い例でゴメンナサイ）というより、「ほしいものはもうあるわ。むしろもっとへらしていいわ。」という感じ。「イケイケドンドン」みたいな態度は疲れるよねー、というような気分もある気がします。

ストレス過多の現代社会で（主に）女性たちの心身に不調が多いということもあるかもしれません。わたし自身、そうでしたが、からだの不調またはこころの不調がきっかけで、この本に書いてあるような知恵を必要としている方は多いと思います。

さらには、クオリティ・オブ・ライフ、生活の質を根本的にもっとあげたい、真の豊かさを追求したいという流れもあるように思います。ほしいものはあるにはある。でももっと目に見えない何かこそほしい、というような――。

大きな大きな歴史の流れで見たら、今のように、パソコンや携帯の液晶ばかり眺める生活も、自分が暮らす場所から遠く離れた土地のもの、加工食品や添加物いっぱいのもの、誰がつくったかわからない食べものを食べる習慣も、月経中、女性のもっとも大切なところに紙でできた製品をあてることも、農薬だらけの農場でつくられたコットンを身につけることも（ぜいぜい）……ごくごく最近の、ほんの短い時間のできごとなんですよね。
人は、元来、自然と共存し、調和して生きてきたし、自然のいきいきとした質を享受して、自分のいのちを活かして暮らしていたのではないかな、と。「自然回帰」云々というより、もともと自然の一部じゃん、わたしたち、っていよいよ思い出しはじめただけ、なのかもしれません。

この5年の間には、本当に、びっくりするほどたくさんの変化があったように感じます。『あたらしい自分になる本』が発売された約1か月後に、東日本大震災がありました。原発の事故を体験し、さらに戦争をしない国だと思っていたのに、正義の名のもとに武力行使を肯定するような流れまでできている。誰かが何か間違いをすると大バッシング大会がはじまり、「ものいえない雰囲気」もそこはかとなく足元に重い空気をつくってもいます。

でも、です。その一方で、ここに書いたような、自然の暮らしへの急速な回帰は確かにはじまっています。とても自然で滑らかに、「お金」ではなくて「いのち」を大切にする暮らしへの傾倒が静かにあちこちで起こっている。わたしたちのからだの中に眠る「自然」は、自分で思っているよりも優秀で、自分自身が真に幸福になるように、自由になるように、作動しているのかもしれません。

今回の文庫化にあたって、できる限り執筆当時の状態を大切にしながら、古い情報は改訂させていただきました。読み直したら、自分自身でもあらたな発見が数多くありました（！）。

さらにこの5年間で、わたし自身がどう変化したか、どういう暮らしをしているのか、書き下ろし原稿もおさめさせていただきました。どうぞあらためておたのしみいただけたらと思います。

はっ、あと、ひとつ。最初のほうにも書かせていただきましたが、あの知恵この知恵を同時に試すのはいいのですが、「分けて理解をする」ということはとても大事なことのようです。自分に合うものを、どうぞ取捨選択して、いつも自分自身が主人公になって、先人からの知恵をたのしんでください。たのしんでいくうちに、人生の主人公になることができる知恵ばかり、ともいえます。自分の中に答えを見出すのもどんどん容易になっていくことでしょう。

最後にもうひとつ、この本の裏話を。どうしてこの本が口語調で書かれたか——。実は一度、「まともな」口調、というかちょっぴり堅い文体で丸っと1冊本を書いたんです。でも、当時読み返してみると、どうもしっくりこなくて。うんうんうなったあげく、この口語体を発見し（正確にいうと、大学受験の時に読んだ「実況中継シリーズ」という参考書を思い出し）、そのあとはすらすらと書くことができました。当時、この内容を、できるだけわかりやすく伝えるために、この口調が必要だったのかもしれません（ひょっとするともう今は、こんなふうに語らずとも、すんなり書けて、すんなり読んでいただけるかもしれませんね）。

時は、どんどん、あたらしくなっています。

時の加速度も増すばかり。

でも、自分自身という存在に眠る「自然」には、ゆるぎない真実が眠っています（本当ヨ！）。この本に掲載されているのは、そんな「自然」が作動する知恵ばかりです。あたりまえすぎることですが「絶対にこれをやらないとダメ」なんてことは毛頭なく、何より、ご自身の可能性、またあたらしい自分＝本来の自分を発見するたのしさを、味わってくださったらどんなにすてきだろう、と思っています。
では、ここからは、思いっきり口語口調です！
たのしんでいただけたらうれしいです。

つばめが行き交う初夏の日差しの中で
2016年　著者しるす

わたしが
あたらしい
自分になって
いったはなし

まえがきにかえて

みなさん、こんにちは！

さっそくですが、あたらしい自分になるってどんなイメージ？

わたしのイメージはこんな感じ。

薄皮をむくかのごとく……

ぴらぴらっと……

少しずつ、少しずつ……

あたらしい自分に出合っていく。

どんな旅よりもエキサイティングな旅――。

さて、その旅の前に、なぜわたしがこの本を書くことになったかお話しするよ。

以前、ある本を書いたときにね、「ボロボロだったわたし」と書いたのね。
そうしたら、「どうやってボロボロじゃなくなったんですか？」ってたくさんのひとに聞かれるようになったの。
「もっとその方法について教えてほしい」って、本をつくる会社のひとたちが次々とわたしのところにやってきた。

実際ほんの数年前までのわたしは、絶不調だった。

からだもよくなければ、こころの状態も決してよくなかった。

なにかあればすぐに泣き、ささいなことでもよく怒り、人や社会に対して、不平不満がいつだってあったの。いつもなにかを心配して、将来のことも不安だった。リスク回避型で、考えるのは保身のことばかり。プライドだけはいっちょまえに高いくせに、自分に自信がなくて、誰かに頼ることばかり考えてた。

でも、あるとき限界がきて、少しずつ、この本に書いてある10個のことを、試していったの。

そうしたら、どうなったって？

わたし、元気になっていったの。

からだはまちがいなく丈夫になったし、精神的にストレスがかかっても回復が早くなった。
声はおだやかに落ち着いて静かになった。
肌もきれいになった。
（若くなったってよくいわれるようになったよ）

いつもひとが、よいタイミングで気持ちよく助けてくれるようになった。仕事は好きなものだけになって、楽しい人間関係ばかりになった。いつも気楽で、正直でいられる。なんかいつも、心地いいよ。

え？　うそみたい？　でも本当なの。

今だって、あたらしくなり続けてる。

そんなふうに、わたしという存在の底上げをしてくれた知恵は、そのすべてが、すごく簡単なこと。そして、その中にはきっとあなたも気にいるものがあるはず（もちろん、まずは読むだけでもいいし、この本に紹介しているもの以外の知恵を自分で見つけていくヒントにしてもいい）。

この旅に必要なものは何もないよ。
ただあたらしくなりたいなあという確かな気持ちとちょっとの勇気。

あ、変わることにちょっぴり不安になってきたあなたには、このことばを最初にプレゼントします。

わたしの友人であり人生の大・恩人、アロマセラピストのカワムラタマミさんが、教えてくれたとっておきのことば

◎3つのあ

あきらめない
あせらない
あてにしない

『からだはみんな知っている』（カワムラタマミ＝著　祥伝社＝刊）より引用

旅にいきづまったなっていうときに、このことばに戻ってね。
さあ、このことばをポケットにのせて、出発しよう。

いつからでもいいし、今日できなくてもかまわない。
明日またトライしたらいいものね。

それでは、ぼちぼちはじめてみようか！

（小さな声で先にいっておくけど、けっこうたのしい旅だよ、これは）

あたらしい自分になって、自由になっていくことを、どうぞどうぞ存分に、楽しんでくださいね。

あたらしい自分になる本　増補版

SELF CLEANING BOOK

1
からだから
あたらしくなる

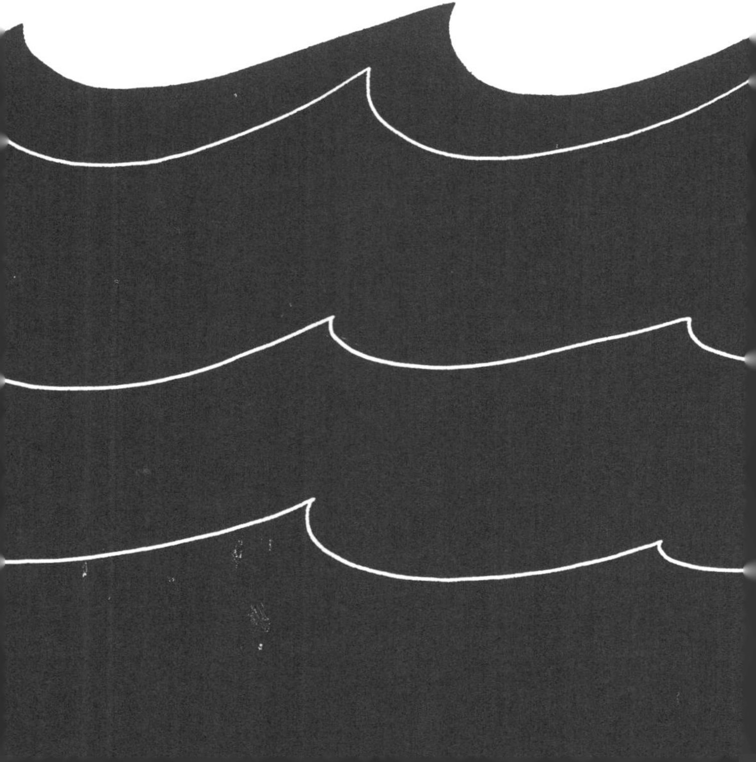

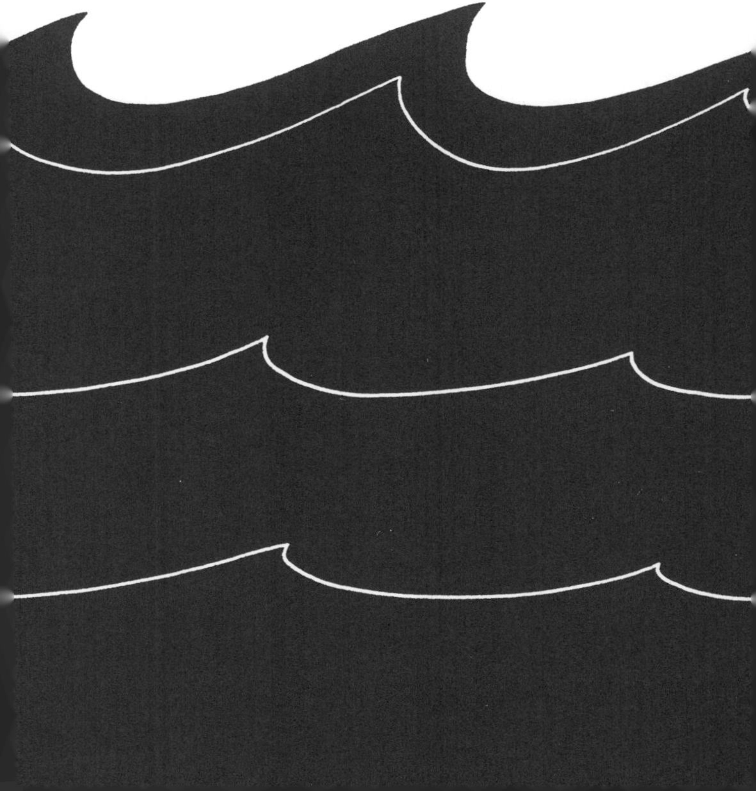

自分でできる最高の自然療法

冷えとり健康法のこと

「冷え」をとるという超シンプルな方法、
冷えとり健康法。
からだもこころも自分で整えることができて、
本来の自分が輝き出す、
最高の自然療法だと思っています。
やればやるほど、あらたな冷えが出てきて
からだの血や気がめぐり出し、
からだが変わると、こころの状態や生き方すら変わっていく。
本当におもしろい体験がはじまるよ！

力に満ち溢れた本

冷えとり健康法を知ったのは、わたしがまだ高校生だったとき。
母が、冷えとり健康法を提唱する進藤義晴先生のところに通っていて、あるときから、ものすごくたくさんの量の靴下をはきはじめたんだよね。

当時は、それを見て、本当にバカにしてたの。
「えー！　そんなにたくさん靴下はくなんて、どうかしてる！」「靴下教の信者！」「足がヘンになる！」とかいってね。

でも、それから十数年の月日がたち、からだもこころもボロボロになってアーユルヴェーダ（43ページ）を本格的にはじめた数か月後に、ある整体の先生から、冷えとり健康法をすすめられたのね。

「あー、これ覚えてる。当時はやる気にならなかったけれど、確かに本はおもしろかったなあ」ってすぐに思い出したの。

そう。実は進藤先生の『万病を治す冷えとり健康法』①は、高校生のときにすでに読んでいて、当時からめちゃめちゃおもしろい本だなあと思って、絶対捨てなかったんだよね。なんかね、ほかの本にはない独特のおもしろさがあったの。読んでいると力がわいてくるというか。若いながらも、「これはいつか役に立つかもしれない」と思って、とっておいたのね。

（冷えとり自体は、本当にからだがとことん悪くなってから、しかも、ひとのすすめがなければはじめなかったのが……。そのひとそのひとのタイミングってあるんだよね）

絹の靴下は気持ちいい

で、まず本を読み直してみて、とにかくすぐに半身浴をはじめて、靴下②を取り寄せたの。さっそく冷えとり③をはじめてみたってわけ。

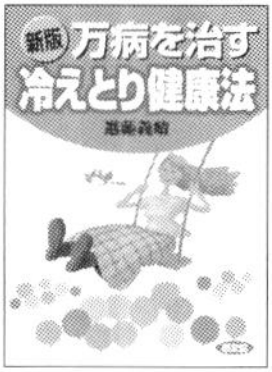

①東洋医学的な考え方をはじめて知ったのがこの本。何度読み返しても発見がある。『新版　万病を治す冷えとり健康法』（進藤義晴＝著　農山漁村文化協会＝刊）

絹と綿の靴下を重ねばきしたときの感触を今でも思い出すよ。

絹がやわらかくて、ふわふわで！

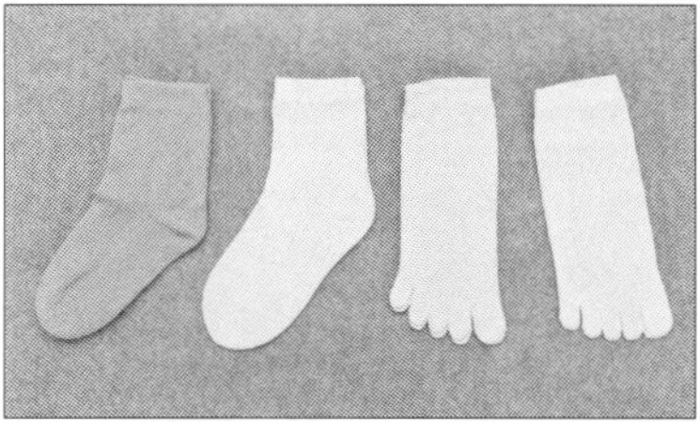

②基本の4枚重ねばきソックス。右から、絹の5本指、綿の5本指、絹の先丸、綿の先丸ソックス。マーマーなブックス アンド ソックス（murmur-books-socks.com/）で購入できます。写真提供『冷えとりガールのスタイルブック』（主婦と生活社＝刊　写真＝浅田政志）

③冷えとり健康法の基本はこの5つ

1.半身浴をする

一回最低20～30分。37～38度のぬるめのお湯で、みぞおちから下をあたためます。半身浴が難しいとき、冷えが強いときには30分以上足湯するのがおすすめです

2.靴下の重ねばき

足元を冷やすと、冷えの状態が進み、主に腎臓が冷えるため、靴下で常にあたたかな状態にしておきます。絹と綿の靴下を最低4枚以上、交互に重ねばきすることで、排毒を促しながら、保温をします

3.レギンスをはく

天然素材のレギンスで下半身をあたためます。靴下同様、絹と綿のものを、交互に重ねばきするのが理想的。絹は保温性にすぐれているだけでなく、排毒作用も期待できます

4.湯たんぽをつかう

足元の冷えとりには、湯たんぽの使用も効果的。就寝中、デスクワーク中などに足元に置いておき、常にあたたかさを保つようにします

5.食べすぎないようにする

冷えると食べすぎ、食べすぎると冷えるといわれています。食べすぎは血と気のめぐりの悪化を招き、悪循環を生み出します。早食いをさけ、よく噛んで（一口30回ほど）、感謝して食べるようにこころがけます

『万病を治す冷えとり健康法』（進藤義晴＝著　農山漁村文化協会＝刊）ほかより要約

重ねたら、ほかほかと、本当にあたたかくて！

靴下を4枚も5枚も、ひとによっては10枚15枚って重ねるって聞くと、「え〜!?」って最初は思うけど、冷えとりの靴下は一枚一枚がとっても薄くて、はき口がゆるいのね。だから、何枚はいても、すごく楽に重ねることができるの。

イメージでいうと、卵白にくるまれている感じ（ってわからないか。卵白にくるまれることってないものね）。いずれにせよ、とにかくとてもやわらかいものに、ほわほわっと包まれているという感じなんだ。

それでね。
ここからがすごい。

靴下が到着した初日。まず半身浴をしたでしょ。で、本のとおりに、裸で、まず靴下からはきました。下着をつけて、パジャマを着て、寝ました（ちなみに湯たんぽを入れて寝たのは、少し先のことでした……）。

で、朝、起きました。

何が起こったと思う？

部屋がね、異様に臭かったの！！

もうびっくりするくらい。

ひとが寝ていた部屋って、独特のにおいがあるよね。
その……そうだなあ、10倍くらいのイメージ。
「くさっ」って思って、窓という窓を全開にしたくらい。

そうして、ベッドの脇に座って、ぼうっと部屋の隅を見るでもなく見つめて、こう思ったんだ。

「毒が出たんだ」って。

しかも、その日に見た夢④が、港から、すごい数の船がどんどんどんどん出ていくというものだったの（！）。それを、港の脇にある、とても高いビルから見下ろしているという夢。

「ああ、あの船たちは、毒だったのかな」って思った。

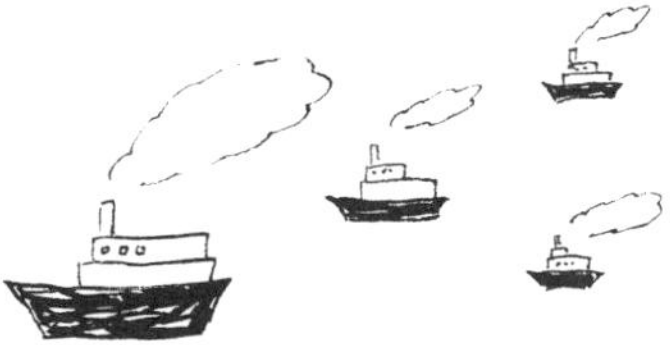

④こんな感じ。おびただしい数の船が出港していった……。ふ・し・ぎ！

もちろん、こんなふうに部屋が臭くなるひとばかりじゃない。しばらくは何も起こらないひともいるしね。

でも、わたしの友だちには、冷えとりをはじめて悪夢をたくさん見たというひとはけっこういる。あと、しばらくして、湿しんが出たり、熱が出たりするひともいるよ。これって、「めんげん」[5]と呼ばれるものなんだけど、冷えが出て、からだがよい方向へと向かうときに一時、からだが悪くなったような状態になるのね。匂いが臭くなったり[6]、夢を見たりするのもめんげんのひとつなんだよね。

花粉症が改善した

わたしの場合は、とにかく『万病を治す冷えとり健康法』を読んで、もう一度その本に恋をした。書いてあることすべてに本当にこころから納得ができたのね。しかも部屋が臭くなったことでさらに「ああ、これはすごい

⑤漢字で、瞑眩。好転反応と呼ばれることも。発熱、下痢、湿しんなど。症状が派手でも、重症感がなく、顔色がよくて生活ができれば心配なし。でも、もし重篤な症状が出た場合は、専門医に相談をしてください

⑥毒の出方は実にさまざま。靴下に穴があく（33ページ）のも本当におもしろいなあと思っています
なお冷えとりは、自分のからだで人体実験をするような気持ちがあるとよい気がしています。めんげんの出方も実にひとそれぞれです

かもしれない」って直感したの。そうして、その日から、半身浴しない日や靴下をはかない日は一日もないよ。

以後、わたしの場合はというとね、

まず、花粉症の症状が、はじめてから次のシーズンには完全になくなりました。みんな、花粉症って治らないって思い込んでるけどそんなことないよ。前は、春になるとティッシュ一箱まるごと持ち歩いていたくらいだったのに、今はまったくもって平気です。

あと、生理も変わった。これは布ナプキン（125ページ）を使っていることと複合的に関係しているとは思うのだけれども、期間が短くなって4日でスパッと終わるようになった。とにかく生理が「潔い」のだよね。ＰＭＳ（月経前症候群）もなくなったし。前は生理前はクヨクヨしたりして、感情に波があったけど、本当にそれが緩和したと思う。これはすごく助かってるよ！

それから、⑦風邪もひかなくなった。前はしょっちゅうひ

⑦完全にひかないというよりは、数時間で行き過ぎていくという感覚です。つまりはひいたそばから治っているというイメージ

いていたのに。それにケガの治りが早くなったよ。肌もつるつるになったし。あとね、なんと視力もあがってきたの。

半身浴がある＝恩恵

こんなふうに具体的な恩恵はたくさんあるのだけど、さらに、わたしの中で大きいのは、疲れたり、精神的にストレスがかかってもすぐリカバーできるようになったことなの。

あと、「冷え」という観点はとってもおもしろくてね、「ああ、冷えることしたから（こういう悪い結果になったのだな）」とか、「ずいぶん冷やすことをしたから、今日は半身浴を多めにして、湯たんぽもしっかり入れて、靴下の枚数を増やそう」って思えること自体も、なんというか、救いになる。

そうそう、冷えというと、つい「冷え症」を想像するみたいだけど、冷えとり健康法でいう「冷え」って、ちょっと観点が違うのね。簡単にいえば、上半身と下半身の温度差のことをさすの。上半身が熱く、下半身が冷えている＝冷えがある、とみなす。

つまり、下半身をしっかりあたためていても、さらに上半身に、ものすごい量の服を着て熱かったら、それは

「冷えている状態」というわけ。

だってさ、想像してみてほしいのだけど、今、足湯⑧をしているとするじゃない？

どんな気持ちがすると思う？
できたら、これからお湯を沸かして、実際にバケツにお湯をはって、足湯してみて。

気持ちよくない？

⑧ちなみに今（12月）わたしは靴下10枚に湯たんぽをして、下半身に毛布をかけて、レギンスは3枚、オーバーオールを着て、半そででこの原稿を書いています。半身浴の状態を服でつくるイメージで。本当は、右の絵のように、ドラム缶にお湯をはって、上半身裸で移動したいくらい。ちなみに夏も下半身は上半身に比べて冷えているので、ほとんど同じような服装をしています。なお、進藤義晴先生は「正しく行えば、半身浴は20分以上、24時間行ってよい」とおっしゃっています。ベテランの方は、夜中、半身浴をして、お風呂で寝る方もいらっしゃいます

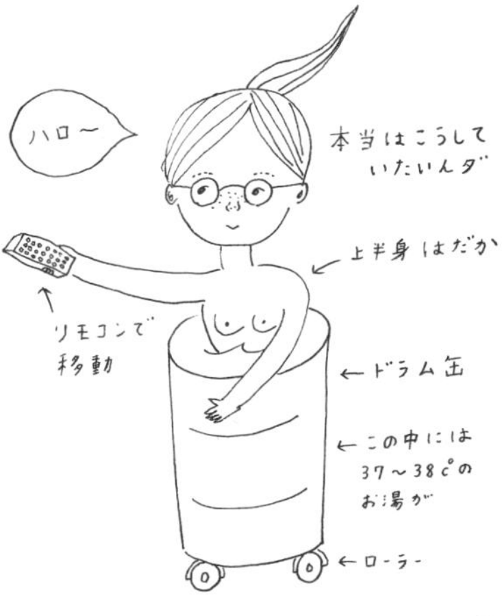

ね！

下半身があたたかいって、圧倒的に、気持ちいいんだよね。
下半身があたたかいと、ひとってやたらとイライラしたり、クヨクヨしないと思う。[9]きっとケンカする気もなくなるよね。

で、半身浴したり、服を工夫したり、湯たんぽを使ったりして、一日中＝24時間この状態でいようっていうのが、冷えとり健康法なの。これはね、気持ちよさを知ったら、本当に続けたいって思うはずだよ。

変わるひとが続々と出てきた

わたしはふだん、こうして本を書いたりするほかに、『マーマーマガジン』という雑誌の編集長をしたり、本

⑨冷えとり健康法ではイライラ、クヨクヨするときも頭に血が昇るため下半身との温度差ができて「冷え」の状態になると考えます。わたしはパソコンをしたりするときも頭が熱くなるので特に足をあたためるようにしています。なお、傲慢、強欲、冷酷、利己。これらのこころの乱れも冷えを呼ぶといわれています。このこころの乱れ自体を「こころの冷え」と呼ぶことも。「自己本意をやめる」のも「冷え」をとる上でとても大切です

の編集をしたりしているのだけど、いつも、こう、ホリスティック（45ページ）な世界のもので、みなさんに紹介できるよいものはないかなって探しているのね。

そのときに、まず、わたしが必ず自分で、数か月から半年以上は、試すようにしているの。次に、わたしのまわりのひとにも必ず試してもらう。

冷えとり健康法も、わたしのまわりのひとたちがやって、続々と変化が出たの。

たとえば……。

☆２週間くらいでむくみが取れてすっきりとやせたひと
☆子宮に病気を抱え、結婚して何年も子どもができなかったのに妊娠したひと⑩
☆精神的にどっしりとして迷いがなくなってきたひと
☆肌がつやつやになったひと
☆花粉症が改善されたひと

などなど。

⑩くわしくは『冷えとりガールのスタイルブック』（主婦と生活社＝刊）掲載の忍田彩さんのおはなしを
（冷えとりは子宮系の疾患の方に特におすすめと聞いています。冷えとりをしている方で、46歳で初産で自然出産した方もいます。産婦人科の先生も驚いたのだとか）

しかも、半身浴なら、今日すぐにお風呂で試せるじゃない？　湯たんぽも手に入りやすい。（冷えとり用の）靴下はちょっぴり特別だけれど、でも、超高級品というわけじゃない。入手できなければとりあえず、手持ちの靴下やレッグウォーマーを重ねてみてもいい。食べすぎないようにすることもすぐにできる。

何せ、誰か（治療家や施術者）がいないとできないということではない。

自分でできる。

安くて、すぐにできて、自分でできるって、ああ、もう、最高じゃない⁉　って思った。

これは、読者の方々に広くご紹介するのに、本当によい知恵だなあと思って、『マーマーマガジン』で特集を組んだの。そうしたら、すごい反響があったんだ。そうして、読者の方々[11]も、わたしやわたしの周囲のひとたち同様、どんどん変化が出てきているのね。

⑪『マーマーマガジン』のウェブサイト内の、「冷えとりガールズの集い」に体験例多数あります。
murmurmagazine.com/

冷えをとる、ってすごくシンプルなことなんだけど、やればやるほど、また冷えってやつが出てきて、そのときそのときで課題がある。なんか、深いんだよね。おもしろいというか。

あと、すごく自立を促されるのもいい。

冷えとりをはじめると、みんなすぐわかるようになると思うけど、靴下に穴があく⑫のも、めんげんも、いろんな

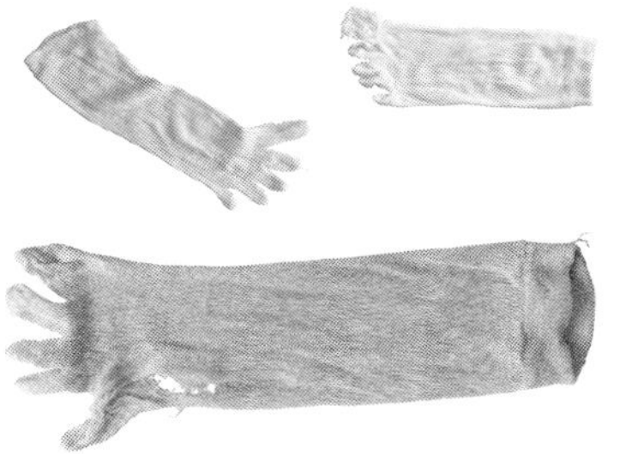

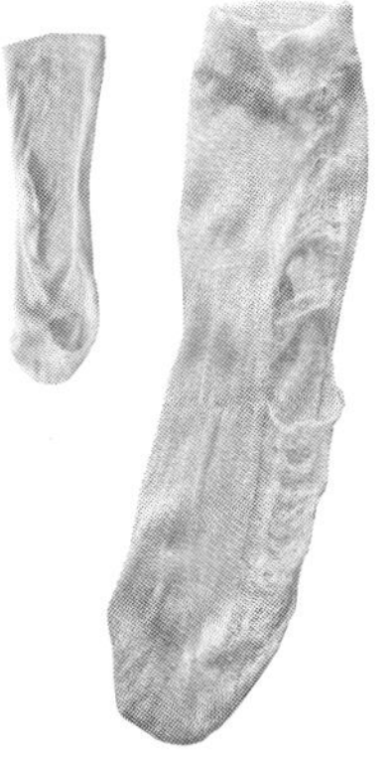

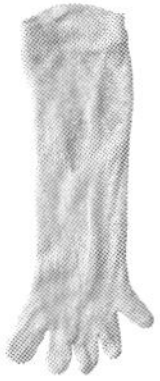

⑫靴下に穴があくことも最初はふしぎですが、がん治療をしているひとが、はいて2日で底ごと抜けたはなしなどを聞くと、たいていの方は納得されます。なお、穴のあく場所でどの内臓に毒がたまっているかわかるとされています（わたしは、かかとがよく破れるので、子宮・腎臓系が悪い）。もちろん、破れないひともいて、そういうひとは、別の場所から、または別の方法で毒出しをしている可能性が高いそうです

●冷えとりをして破れた靴下たち　写真提供『冷えとりガールのスタイルブック』（主婦と生活社＝刊　写真＝浅田政志）

ことが、自分らしく起こる。靴下がびりびりになるひともいれば、ちっとも破れないひともいる。100人いれば100人違うの。

冷えとりは、**いつもいつも自分のからだで考えなくてはならない**。またそんな場面が次から次へと出てくるのも、すごくいいと思ってる。「自分がやるんだ」って腹がすわってくるというかね。自立を促す健康法だなあってつくづく思うよ。

ベースにある考え方も好き

もうひとつおもしろいのがね、冷えとりをはじめると、⑬いかに現代社会が、ものやひとに依存させて儲けるシステムになっているか気づいたりすることなの。自分の冷えがとれてくると、なんか、本質が見えやすくなるのかな。

わたし、進藤義晴先生の本の中に、すごく好きな箇所があるのね。それは、⑭冷えとりの服装をするときに、富士山みたいに、裾野が広がっているようなイメージで、つまり、下へいくほど厚いのがいいと説明があるのだけれど、「“上に厚く下に薄く”は、ひとびとの不満を誘って社会不安を招く、服装も同じで健康不安を招く」って書いてあるところなの。

これはわたしの解釈だけど、たとえば社会だとしたら、小さな子どもや障がいがあるひとや高齢のひとに手厚い社会って豊かだよね。会社でたとえたら、いちばん下請けの会社までもがしっかり潤っているとか。

逆だとなんか寒々しいよね。トップの社長ばかりお金もちで、社員のお給料がものすごく低いなんて、ちょっとかなしい感じがするでしょう？　ケチくさいよね、なんか。

冷えとり健康法には、そういう考えがいつもベースにあって、そこがすごくいいと思うんだよね。だって、進藤

⑬これは、冷えとり勉強会へ行った帰りにスーパーへ寄ったときに痛感しました。過剰にモノが溢れていて、それをつい買って食べすぎてしまい、病気になって、薬を飲み、管だらけになって死んでいく、そんな現代人っておかしいなと思いはじめたのです。いかに現代人が物や他人に依存しているかは、ぜひご自身の目で確かめていただきたいなあと思います

⑭基本の冷えとりスタイル

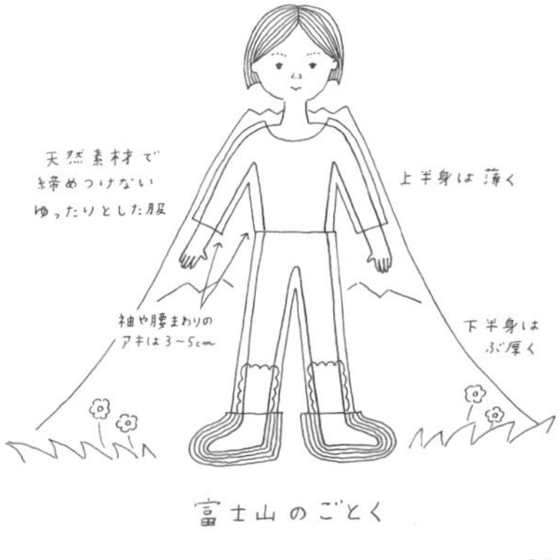
天然素材で
締めつけない
ゆったりとした服
上半身は薄く
袖や腰まわりの
アキは3～5cm
下半身は
ぶ厚く
富士山のごとく

義晴先生って、医院を開院されていたころ、県外からも患者さんがわんさか来て、家の前に100人くらい行列ができるお医者さんだったんだよ。冷えとりだって、先生が儲けるシステムをつくれたと思う。でも、先生は、もうみんなひとりひとりでやってほしいからって、医院を閉じてしまった。⑮先生にお金が入るしくみにもなっていない。

わたしは、こう、**みんなひとりひとりが地道に、自分のペースで、自分なりに納得しながら、会得し、そしてムリなく続けられる**、という点が、本当にすぐれていると思っているんだ。
しかも⑯全体的におおらかなの。食べ方や生活の仕方、病気のとらえ方、など、基本がしっかりとあって、そこさえできていればあとはまあ、おおらかでいいというか。すごくシンプル。

冷えとり健康法をはじめてすぐに、一気に、5時間も6時間も半身浴ができるわけじゃないかもしれない。湯た

⑮たまに宗教かと思うひとがいるようですが、そうではありません。あらゆる宗教や営利団体とは関係がありません

⑯「からだを冷やす食品もかくしあじ程度に食べるように」と進藤先生はいっています。特に食べものと食べ方に関しては、ほかの食事療法と比べて、おおらかな面が多いような気がします

んぽづかいも、最初からがんがんできるわけじゃない。靴下も、いきなり10枚はくのは正直きつい。でも最初は4枚重ねるところからはじめて、そうして、少しずつ少しずつ、自分らしく工夫していけばいいんだよね。

もちろんめんげんが出るという点では厳しさもある。ときには、ぐっとがまんしなくてはならない場面だってある。自分ひとりでやるというのが大変なときもあるかもしれない。でも、その厳しさの裏には進藤義晴先生の、もしくは「冷えとり健康法」のやさしさがあるというかね。

進藤義晴先生が、ひとりひとりができるようにって、本を書いて広めてくださった、その心意気というか、精神＝愛っていうかね。はっきり書くのはなんだかはずかしいけど。でも本当にそうなの。冷えとりしているとありがたいことがたくさんあるもの。

ひとを治し、癒し、浄化していく原理の大本って、やっぱり、つまるところ愛なのかなって思うよ。冷えとり健康法を続けてきて、だんだんその意味がわかってきたんだよね。

血と気がめぐると

ちなみになんだけど、冷えているひとのわたしのイメージってね、[17]お水のいっぱい入ったやかんがガスコンロの上に置かれたまま火がついていないって感じなんだ。

いつまでたっても、水が冷たいままなの。なんかぽちゃぽちゃして、ぶよぶよして、冷えて滞っている感じ。

これが、火をつけると、水がどんどん沸いてくるでしょう？　そうすると水蒸気が出ていくよね。わたしの冷えとりをはじめた状態のイメージってこういう感覚なんだ。

下半身、特に足首から下をあたためることで、ガスコンロの火がついたみたいになって、からだの血や気がめぐり出すの。眠っていたひとたちが起き出すみたいにね。

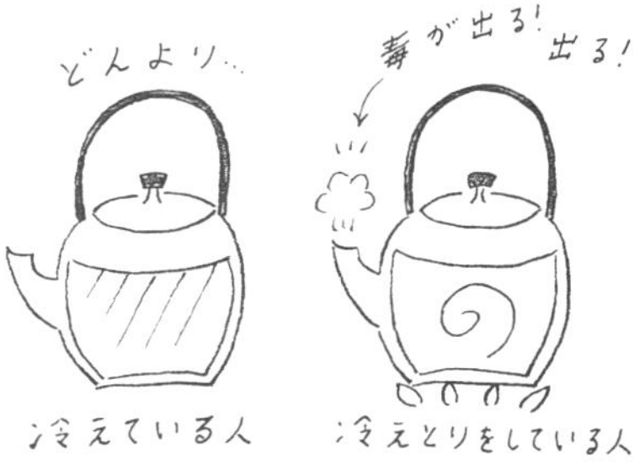

⑰あくまでイメージですが……

そうして、血や気がめぐり出すと、からだに入った悪いものを押し出すちからがわいてきて、ちゃんと、出せるようになっていく。

やかんにただ水が入ったままだと、いつまでたっても、水はそのままでそのうちくさっていくでしょう？　ずっとやかんに水が入り続けていると想像してみて。なんか、どこか、停滞している感じがしない？　じっとして動かない感じ。どんよりしている感じ。

冷えをとっていないからだのイメージはそんなふうだよ。

ダイエット？　そんなの必要ないって思う。冷えをとることのほうが先決だと思うよ。だって、ガスコンロに火がついて沸いてきたら、からだの血と気がめぐって、余分なものはちゃんと外に出るようになっていくからね。

どこか具合の悪いところがある？　そこをよくしよう、よくしようって、思う前に、ただ冷えをとることに集中してみたらどうかな？　からだ全体のめぐりがよくなると、部分的に悪いところも改善するかもしれない。

なんだかこころが元気じゃない？　もう今日から、こころの内側に入っていってクヨクヨするのはやめて、ただただ、のん気に半身浴してみたらどうかな？

半身浴、それができなければ足湯からでもいい。自分のできるところから、ムリなく少しずつ、はじめてみて、自分のからだで、冷えがとれて、からだの血と気がめぐっている感覚を味わってみてほしいの。⑱治るとか治らないとかじゃなくて、ね。

そうやって続けていって、冷えがとれてきた、その先にあらわれたあたらしい自分って、ひょっとしたら、あなたが想像している以上かもしれないよ。

☆今日すぐにできること
半身浴（一回20分以上）
食べすぎない

◇近いうちにできること
絹と綿の靴下重ねばき（合わせて4枚以上）
湯たんぽを寝るときや仕事中などに活用する
レギンス（絹、綿がのぞましい）の重ねばき

⑱どんな健康法でもそうだけど、結果を期待しないで、「ただ取り組む」という態度になったとき、ひょっとすると、治癒のメカニズムって、動き出すのかもしれないなあと思っています

♡将来おすすめしたいトライ
長時間の本格的な半身浴

◎おすすめの本
『新版　万病を治す冷えとり健康法』（進藤義晴＝著　農山漁村文化協会＝刊）
『医者知らず「冷えとり」で完全健康人生』（進藤義晴＝著　海竜社＝刊）
『冷えとりガールのスタイルブック』（主婦と生活社＝刊）

■体験するなら
「冷えとり健康法」に関する勉強会が行なわれています。また、『マーマーマガジン』編集部内にも冷えとりグッズを扱うウェブショップ「マーマーなブックス アンド ソックス」（murmur-books-socks.com/）があり、不定期で「冷えとり茶話会」などを行なっています。

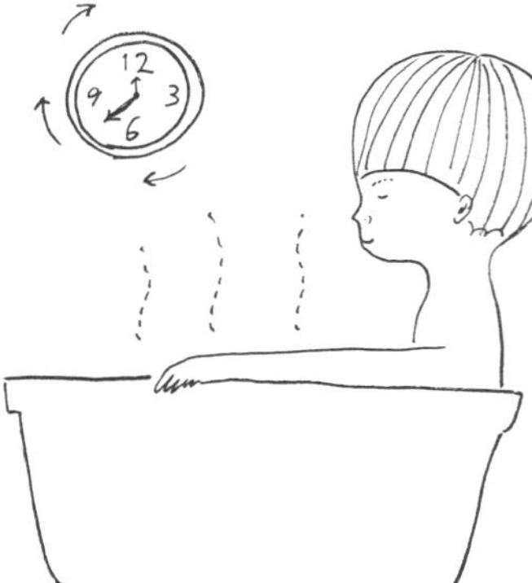
12
9
3
6

古代インドの至福の知恵

アーユルヴェーダ

わたしが出合ったホリスティック医療のなかで
最高のもののひとつ。
最も古くて最もあたらしい知恵、
それがアーユルヴェーダ。
食事療法、オイルマッサージ、
そのほかおびただしい数の知恵がありますが、
今回は、わたしが試した中でとてもよかったことと
わたしがとても影響を受けた、
アーユルヴェーダの考え方そのものについて
ピックアップしてご紹介します。

世界最古の医療にふれる

わたし自身が、あたらしくなっていった、そのきっかけって、冷えとりをはじめ本当にたくさんの知恵があったのだけど、いちばん大きなターニングポイントとなったのは、アーユルヴェーダに出合ったことであることはまちがいないのね。

アーユルヴェーダというのは、「生命の科学」という意味。

なんと、世界で最古の医療なんだよ。

中医学よりも、どんな医学よりも古い。5000年以上の歴史をもっている、といわれているの。サンスクリット語で、アーユス＝生命、①ヴェーダ＝知識。ふたつあわせて、アーユルヴェーダ。何か迷信みたいなものではなくて、確固とした知識の体系をもっているものなのだよね。

①ヴェーダ（知識）の種類は全部で40個あるといわれています。その中には、音楽、建築学といったものも含まれています。みなさんがよく知っているヨガも、ヴェーダのひとつ

わたしがアーユルヴェーダをはじめて知ったきっかけは、桐島ノエルさんが、テレビでアーユルヴェーダのシロダーラ②について紹介していたこと。オイルをね、額に、たらーって落としていて、本当にそれが気持ちよさそうで、いつかぜひぜひやってみたいッ‼　って痛烈に思ったの。

で、本格的に出合ったのはその数年後。
ある雑誌を立ち上げるために、ホリスティック医療③を片っぱしから、調べまくったんだよね。当時、代替医療④関係者や自然療法の治療家にもどんどん会いに行った。

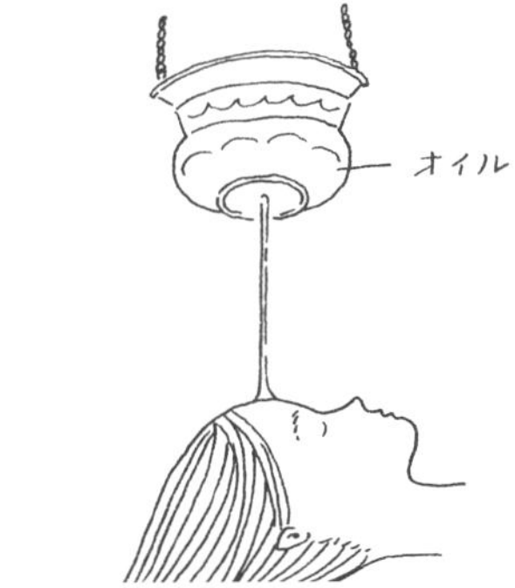

②「第3の目」といわれる脳の中央部分に、あたたかなセサミオイルを垂らし続けるトリートメント。瞑想に近い状態をもたらし、脳に深い休息を与える効果があります

③ホリスティックとは、全体的、包括的、という意味。ホリスティック医療は、からだだけではなく、こころやたましい、さらには環境まで含めた全体的な視点から健康をめざします

④通常の医療の代わりに用いられる医療のこと。伝統医学、民間療法、自然療法、食事法のほか、瞑想法や芸術療法なども含まれます

その中で、当時、もっともすんごいと思ったのが、アーユルヴェーダだったの。

甘くしっとりとしていて、至福

何がすんごいと思ったかっていうと、ひとことでいえば、アーユルヴェーダの体系がもっている「至福感」。

アーユルヴェーダの世界観って、甘くてしっとりとしている。処方や施術の至福感がほかの方法と比べてこの上なく高い。ひとにやさしく、潤いを与え、とても調和的な方法で、そのひとのからだやこころ、そしてたましいを底上げしていくというイメージ。もう、このものの見方にヤラレタ！って感じ。

ごくごく簡単にいうと、最高にいいものに触れる、ということで、自分の悪いところを最終的によくしようというものなのね。

もっというと、アーユルヴェーダには、**「完全な健康」という考え方があって、その「完全さ」に、何度も何度も自分を触れさせることで、悪い部分をよくしていく。**

たとえば、タバコをやめたいと思っているとするでしょう？　そしたら、現代医学の考え方だと、その「タバコをやめる」というほうにコミットする。

でもアーユルヴェーダは、逆に、タバコのことは忘れて、ものすごくいいものをからだに与えていくの。

たとえば、ものすごく純粋なはちみつを食べたりする。

もちろん、それだけじゃなくて、からだに最高のものを体質に合わせて取り入れていくのだけど、そうやって、「よいもの」にからだを触れさせていって、だんだんと……毎日毎日布を美しい染料で染めていくように、ね……最高のものになじませていくと、「悪い部分」(たとえばタバコへの欲求)が、気づいたら、いつのまにかなくなっていたね、という方法をとる。

もう少し例をあげてみようか。

たとえば胃が悪いとするよね。
西洋医学ならば、たいていの場合は、胃薬が処方される。
胃そのものにコミットするわけ。

でも、アーユルヴェーダだと、そのひとの全体を診て⑤、「完全な健康」をめざして体質を整えていく。そうして気づいたら、胃もよくなっていたね、という方法をとるわけ。

なんだか、発想そのものがやさしいんだよね。

オイルマッサージをやってみた

わたしが、アーユルヴェーダを知って、まずはじめたことがあるの。それが、朝のオイルマッサージ⑥。

毎朝毎朝、セサミオイルをひと肌にあたためて、真っ裸になって、頭から足の先まで、ぬっていくのね。

もう、やってみたらわかるけど、本当にうっとりした気分になるの!!　美しくて薄い黄金の衣をまとうような感じ。

それでね、全身マッサージをしたら、15分くらい、バ

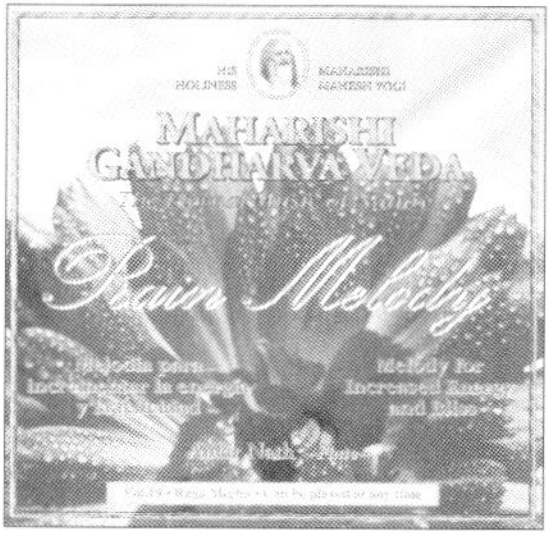

⑤アーユルヴェーダの診療は、脈診を中心に、からだとこころ、すべてを診ていきます。わたしは最初に診断を受けたとき、食事療法、オイルマッサージ、そして音楽を聴くという処方が出ました。当時、わたしに処方された音楽が左の『雨の曲』。ヴァータ（58ページ）の乱れを整えるそう。子どもが聴くとすぐに眠ってしまうことも

スローブを着たりして、からだをあたたかくしてじっと休憩しているのね。なんと、その間に、セサミオイルが骨まで浸透して、からだの毒などを排泄してくれるのだって。

また、皮膚の表面にも、いらないものが浮き出てくるのだけど、それは、休憩後に、あたたかいシャワーを浴びるか、半身浴をするのね。そうして、肌の表面に浮き出たものを洗い流してしまうの（ちなみにわたしは半身浴をしているよ）。

この、

この、

さっぱりすることといったら!!!!

もうことばもないほどだよ。本当に気持ちがいいの。

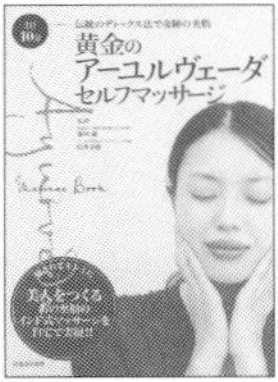

⑥マッサージは朝行うのがポイント。くわしくは、ぜひこちらをお読みください。『黄金のアーユルヴェーダ セルフマッサージ』（蓮村誠、臼井幸治＝著　河出書房新社＝刊）

このオイルマッサージをする前に、アーユルヴェーダの医師にいわれたことは、

「このマッサージを10年続けたら、10年後に20歳若くなってる」

ということだったの。

もう泣きたいくらいすてきだよね。

実際に、わたしははじめてから4年経つけど、本当に「若いよね」といわれたりすることも多くなったし、そのことばを自分でもしみじみと実感している。

そりゃそうだよね。
毎朝毎朝、しっとりと甘いオイルの感触を肌が味わって、それを堪能して、半身浴して、こころの底からさっぱりして、ということを続けているのだもの。

毎朝毎朝、美しい、潤いのあるエキスに自分を浸している、とでもいうの？

最高じゃない⁉

元気で若々しくなって、あたりまえなんだと思う。

とはいっても、ものすごく時間をかけているわけじゃない。
最初は面倒だって思うかもしれないけど、でもやりはじめたら、本当に気持ちがいいし、気持ちがいいことを続けることの恩恵をどんどん受けるようになるから、面倒と思う気持ちすら消える。

ちなみにわたしは、はじめて、2、3日で、すぐに「なんか変わったねー！」って仕事仲間にいわれた。ピリピリしたところがなくなって、すごくやわらかいムードになったね、って。

当時、わたしは、本当にカッサカサだったからね。
ボロ雑巾がカラッカラに乾いてるっていうくらい、枯れ切って、もう、ボロボロだったの。

ストレスの受け方を変える

実は、わたしがカッサカサだったころ、すごく重い病気にかかっていたのね。国で難病認定になるような病気。

それでわたしは、西洋医学の名医と呼ばれるひとのもとに行った。

その先生は、「原因はストレスですね」っていった。

今から思えば、確かに、その病気になる数年前に、ものすごくショックなことがあったんだよね。当時はそれがきっかけだとはまったく思っていなかったけど。その後も、しんどいことが、なんだかわからないのだけど、続いてしまい……。

よく「断腸の思い」っていうじゃない？

わたしはそのことば通り、腸の重い病気にかかったのね。
不治の病といわれる病気。
治るとしても完治までに十数年かかるなんていわれる病。

それでわたし、西洋医学の病院へ行って、「ストレスのせいです」っていわれて、たくさん薬をもらったよ。とても強い薬。抗生物質とかガンガン飲んだ。

それで、腸にポリープができていくのだけど、それも、内視鏡でガンガン取った。

で、治るでしょ、いったんは。

でも、また、悪くなるんだよね。

なぜかって？

その「断腸の思い」を体験してしまうような自分自身が、[7]

変わっていないからね。

まあ、その、断腸の思いをした体験というのは、それなりの内容のことだったのだけれども、でも、そもそもストレスって、どういうものであれ、「受け手」の問題なんだよね。

たとえば、待ち合わせした相手が30分遅れてきて、それをどう受け取るかって、とらえるほうの意識の問題だと思う。

30分がものすごくこたえるひともいるだろうし、ぜんぜんなんとも思わないひともいる。

実は二股かけていた

それで、結果からいうと、もう、薬を飲むのも、内視鏡入れるのも、本当に本当に、いやになってしまったの。

だって、ちっとも根本から治らないのだもの。

⑦このわたしの体験ととても
似ているはなしが233-234
ページに登場します

もちろん、西洋医学的なアプローチで治っていくひともいるのだろうけど、わたしの場合は治らなかった。

それでもう苦しくてたまらないから、ほかの方法を試したいなって思ったのだよね。

そのとき、仕事で出合ったのが、アーユルヴェーダだったの。

でも、冷えとり同様、すぐにはしなかった。
当時のわたしには、アーユルヴェーダの診療は高価だったし[8]、というか、ホリスティックなものを取り入れることに対して、ちょっぴり躊躇する気持ちがあったんだ。「高い」ということを躊躇する気持ちのいいわけにしていたといったほうがいいかな。

それで、まずは診療を受ける前にアーユルヴェーダの方法の中から自分でできることを少しずつ生活に取り入れてみた[9]。

ちなみに、やや下世話なたとえでいうと、あたらしい彼氏のほう（アーユルヴェーダのことね）は、すごく寛大で、「前の彼氏（西洋医学のことね）とつきあってても僕はぜんぜんかまわないよ」ってスタンスだった。

でも、両方とつきあううちに、やっぱり、あたらしい彼氏の魅力にハマっていったのだよね。だって、あたらしい彼氏のほうがやさしかったし、なんといっても、こころが広くて、おおらかで、つながりが感じられてすてきだったから。

恋愛でたとえるとわかるけど、ひとって、本当に「変わること」がこわい生きものだなあって思う。

どんなに今の彼氏（今行っている療法や方法）との関係が行き詰まっていると分かっていても、その先につきあうひととか、今とは違う人生が現状よりすてきになるって、なかなか想像できない。

変わった先に、さらにいいものが待っていて、そっちのほうが、本当は自分によく合っていて、スムーズで、調和的で、なんといってもラクチン……というふうには思えないものなんだよね。

⑧当時、わたしはすごく貧乏で、保険がきかない診療もオイルマッサージもとても受けられませんでした。でも、自分でやれることをやるうちに、本来の自分が発揮できるようになってきて、やがて収入もついてくるようになり、必要な診療を必要なだけ受けられるようになりました

⑨わたしがはじめたのは白湯を飲むこと（71ページ～）と、自分で行うオイルマッサージ（48ページ）

わたしもそうだった。

西洋医学を手放すのって、わたしも最初は怖かったの。だから抗生物質も飲んでいたし。
でも、抗生物質飲みながら、オイルマッサージをして白湯を飲んでみたんだよね。

やがて、ごく自然にアーユルヴェーダの専門の診療を受けることになり、処方されたハーブを飲み、わたしの体質に本当に合った食事をして、木でいえば、枝や葉っぱじゃなくて、土壌から改良していったというわけ。ま、当初は、枝葉に農薬をまきながら、だけど。

自分でやるオイルマッサージ以外にも、専門のアテンダントによるオイルマッサージも受けたよ。

その中に、⑩シロバスティという頭をオイルにひたす施術があるの。

頭にコックさんみたいな帽子をかぶって、そこに、30センチくらい、あたたかいセサミオイルを入れるの。
そうして、20分くらい、座ってるのね。

あまりに気持ちよくて、コクッコクッて、頭が揺れてしまうのだけど、そうすると中のオイルがこぼれてしまうから、アテンダントさんが、コクッとなるたび、ササッと頭を支えにくる（笑）。

その施術を受けたら、ピタッと病気の、悪い症状がおさまった。もちろん、食事療法も、ハーブを飲むことも、オイルマッサージもやったよ。全部が立体的にかかわっている。でも、最後の最後に背中を押してくれたのは、あのシロバスティだったと思う。

もう夢のようだったね。

ただただ、「最高のもの」、「至福なもの」、「完全なもの」にふれることで、わたし自身という土壌が改良されて、葉や枝の悪いところさえもよくなったってイメージ

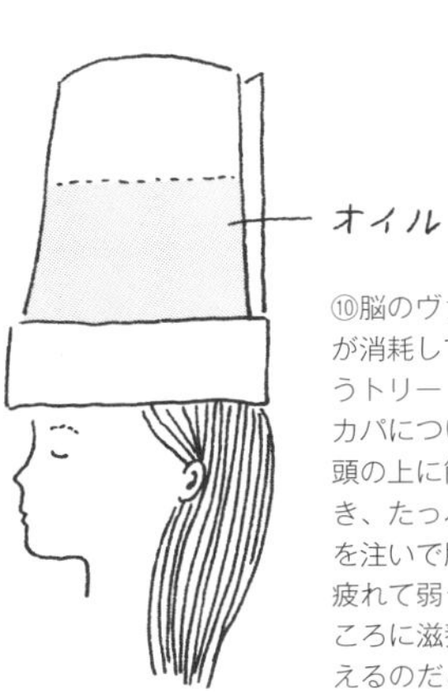

⑩脳のヴァータが乱れてカパが消耗してしまったときに行うトリートメント（ヴァータ、カパについては58ページ）。頭の上に筒状のウレタンを巻き、たっぷりのセサミオイルを注いで脳を休息させます。疲れて弱ってしまった脳とこころに滋養とエネルギーを与えるのだとか

かな。

ね、すばらしいでしょう？

もともと完全な存在

もう少し、アーユルヴェーダの治癒のメカニズムのはなしをしてみるね。

アーユルヴェーダにはね、こころやからだのバランスをみるための、「ドーシャ理論」[11]がある。

聞いたことがあるひともいるかもしれないけど、ヴァータ（風）、ピッタ（火）、カパ（水）[12]の3つをドーシャというのね。

生まれたとき、誰もが、この３つの独自のバランスをもっている。

たとえば、

ヴァータ	2
ピッタ	3
カパ	7

とか。そうするとこのひとは、カパ体質、ということになる。
このドーシャのバランスのことを「プラクリティ」というのね。
「プラクリティ」とは自然という意味。すべてのひとがもっている、そのひとのもっとも自然な姿、つまり体質ってこと。

ちなみになんだけど、このカパ体質のよいところって、ゆったりとしていて、穏やかでやわらかいムードがあることなのね。

カパのよい質が外側にあらわれているときっていうのは、

⑪3つのドーシャはそれぞれ特定の性質を持っていて、人間の体質や性格は、このドーシャのバランスによって決まります。なお、アーユルヴェーダでは自然界もすべてこの3つのドーシャでつくられていると考えられています

⑫ヴァータ、ピッタ、カパをひとであらわすとこんなイメージ

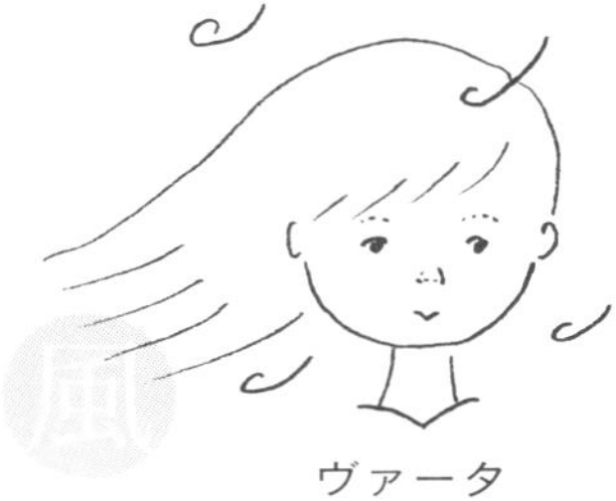

ヴァータ

軽い、動く、冷たい、乾燥している、澄んでいるなど、「風」から連想できる性質。この性質が強いタイプは、すらっとしていて細身、寒さに弱く冷えやすい、明るくて快活だけれど、不安、心配になることが多いという特徴があります

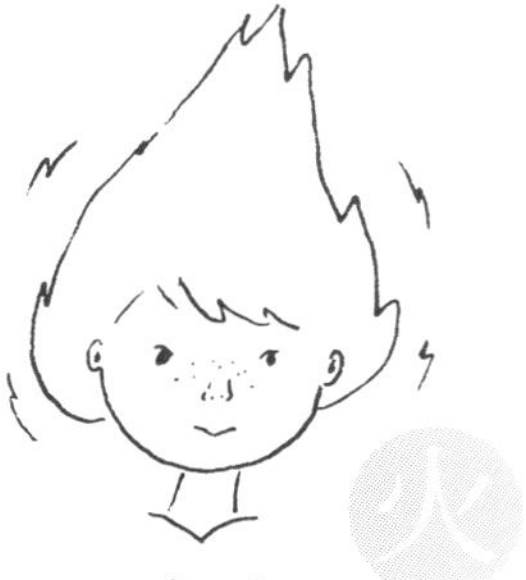

ピッタ

熱い、鋭い、軽い、流れる、辛いなど、「火」から連想できる性質。この性質が強いタイプは、中肉中背、暑さに弱く汗っかき、情熱的で知的、短気で怒りっぽい、完璧主義で見栄っ張りという特徴があります

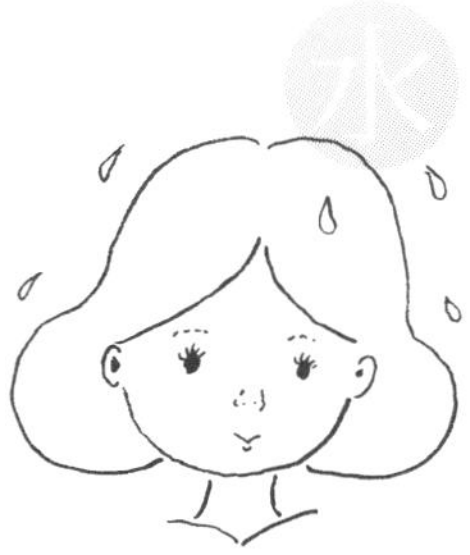

カパ

重い、やわらかい、冷たい、遅い、湿っている、安定的など、「水」から連想できる性質。この性質が強いタイプは、からだが大きく色白で持久力がある、太りやすい、寛大、執着しやすいという特徴があります

なんだか、いっしょにいると安心して落ち着く感じがふわっと出ているってイメージ。

でもね、このカパ体質のひとが、ものすごく、せかせかした親に育てられたとする。

「早く早く」、「どうしてそんなにのんびりしているの!?」って。

もともとカパ体質は、ゆったりしているところがいいのに、そうやって育つと、せかせかしたひとになってしまうんだよね。

で、そうやって大人になっていって、ドーシャをチェックすると、ヴァータ体質になっていたりするそうなの。

そうやって乱れた状態を「ヴィクリティ」(不自然)⑬というの。

じゃあ、「ヴィクリティ」をどうやって、よくしたらいいかというと!

⑬本来の自分であるプラクリティからずれてしまった状態のこと

ここが、最大のポイント！

自分がそもそももっていた「プラクリティ」のドーシャバランスに戻していくと、「ヴィクリティ」は整えられるといわれているの。しかも、「本来の自分」のバランスに近いほど健康になるといわれているのね。

この考え方、すごく、おもしろいと思うんだよね。

この世に生まれ落ちたとき、ひとは、完全なドーシャタイプ＝「プラクリティ」をもって生まれてくる。

でもそれが、乱れていくことによって、病気をつくる。だけれども、「プラクリティ」のドーシャに戻っていくと、乱れていた状態や病気もよくなってしまう、というわけ。

実際に、アーユルヴェーダは、根本的にはそういう診療をして、たいへんな数の臨床例をもっているの。

このとらえ方というか、考え方というか、方法というのに、わたし自身は、ものすごく影響を受けたんだよね。

80年〜90年代に「自分さがし」なんてことばが流行って、当時は、「ふん、そんなのカッコ悪い」なんていって、生意気にも斜めから見てたけど、でも、こういうことをいおうとしていたのかなと今ならわかる。

つまりは、**最高で完全な自分というのは、どこか遠くにあって、探しに行くものじゃなくて、もともと自分がもっている、**というわけなのだよね。

何度も何度もさまざまないい方でいわれていることだけど、わたしは、アーユルヴェーダを体験して、さらにその理論を学んで、ようやくそのことが腑に落ちたんだ。

善良な国の姫になる

最高のものに触れるはなしに少し戻るね。

わたしはシロバスティという施術を受けたし、ノエルさんの体験してたシロダーラも何度もやった。あと、それらを組み合わせた究極のデトックス法である「パンチャカルマ」[14]も体験した。

アーユルヴェーダのマッサージって、本当に、本当に、至福な気持ちでみたされるの。

精妙といったらいいかな。

アロマセラピーのマッサージとか、整体のマッサージとか、たくさんマッサージを受けてきて、そのどれにも、「よさ」ってあると思う。

だけれども。

アーユルヴェーダのマッサージは、受けた瞬間に、決定的に何かが違うと思ったんだよね。

簡単にいえば、なにか神聖な儀式を受けているみたいなの。

音楽もなし、会話もなし。
完全な静寂で、二人のアテンダントが、両側から同時に（！）ゆったりとマッサージしていく。

ものすごく善良な国があるとするじゃない？　もうね、

⑭正式名称は、ヴェーダ生理浄化法。食事療法、オイルマッサージ、薬草のサウナ、体質に合った浣腸などを行い、心身を徹底的に浄化するもの。通常３～５日程度。『あたらしい東京日記』（大和書房）に、「１か月体当たりルポ大解毒《ゲドック》ス日記」として、わたしのパンチャカルマ体験記の掲載があります

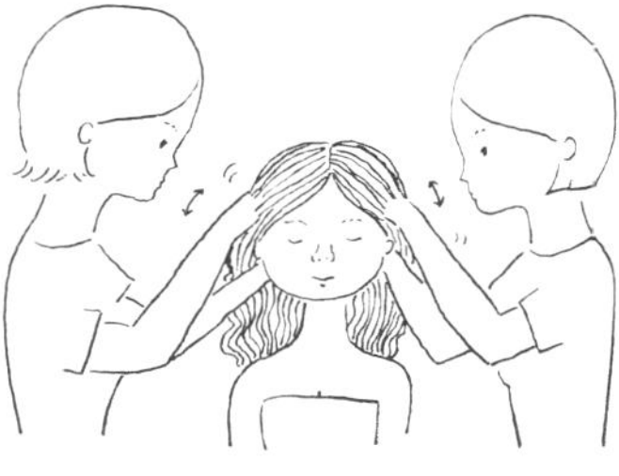

そこのお姫さまになったかのようなの。ただのお姫さまじゃない。本当に、国民の意識がとても高い、純粋なひとしかいない国の姫になった気分なんだよ。

これって本当に、悪くない体験だと思う。

そしてね、パンチャカルマを受けて、わたしが思ったことは、誰だって、もともとがそういう存在なんじゃないかってことなの。

いのちって、いかなるいのちであれ、そのように扱われる必要があるっていうか。

誰もが、そのように尊い存在、なのだよね。

自分が底上げされる

アーユルヴェーダは、そのひとつひとつの方法に、そのことに気づかせてくれる技と知恵がある。なんかそんな気がするの。

わたしは、アーユルヴェーダの知恵を実践して、ただ悪いところがよくなったというだけじゃない、わたしという存在自身が底上げされるような体験をした。

わたし自身が底上げされるってどういうことかというと、わたしが「プラクリティ」、つまり、本来もっているわたし自身にぐぐぐっと近づいたっていうことだと思うのね。

本来のわたし自身になると、そもそものいのちが輝き出すんだよね。そうして、自分が⑮自然と波長が合うようになり、自然がもっともっとわたしの味方をしてくれるようになっていったの。

そうしたらこころの内側が強い感覚をいつも感じられるようになって、からだも丈夫になり、肌はきれいになり、若々しくなり、何か問題があってもリカバーが早くなり、そうして、周囲は気持ちのよいひとたちばかりになって、好きな仕事だけができるようになり、ものごとが調和的に進んでいくようになった。

さみしいとか、かなしいとか、そういう感情がほとんどない状態。

何があっても、なんとかなるさ、とこころから信じられ

⑮自然と波長が合うようになるメカニズムについては瞑想の章でお話ししています（193ページ）

る状態。

どうかな？

病気じゃない＝健康って思っているひとが多いけど、わたしは違うと思う。だってもっと高いレベルの健康があるということを、身をもって知ったから。

そうして、わたしは、どんどんとあたらしくなっていった。

変わる自分を受け入れる

木が一年を通して、若芽を出し、新緑の時季を迎え、真夏に葉をいっぱいに広げ、やがて紅葉して枯れていくように、ひとも、変わっていくのが自然なんだと思うのね。

無常なんてよくいうけど、常なることなんてひとつもないのだと思う。

すべては、かならず移ろいゆく。

あたらしい自分になっていくとき、実はとても大切なのは、変わっていくことを受け入れるってことなんだよね。

最初は二股でもいいのだから。

アーユルヴェーダって最古の医療っていったでしょう？
でも、実は、最先端の量子力学と同じことをいっている
ということが、すごくたくさんあるのだって。

ひょっとすると自分も同じなのかもしれない。
あたらしい自分って、そもそもの自分、ということなの
かもね。

何もかも変わっていくよ。でもね、変わるというのはまったく違う自分になるということではなく、自分の奥底の深い深いうんと深い部分にずっとずっとずーっとある自分を思いだせばいいってことなんだよね。

わたしはちっとも特別な人間なんかじゃない。たぶん、今この本を読んでいるみなさんよりも、カッサカサだったころは、本当に酷くボッロボロだったから。

でも、アーユルヴェーダの方法を自分で試していった結果、どうなったかというと、わたしはわたしを好きになった。

そしてわたしを好きになることは、わたしの人生が本当の意味ではじまるスタートだったなって、こころから今、思っているんだ。

そして今いいたいのは、あなたが思ってい
なたって、もっともっとすてきな存在なの
ってことなんだよね。

☆今日すぐにできること
白湯を飲む（71ページ）

◇近いうちにできること
セルフオイルマッサージ（48ページ）

♡将来おすすめしたいトライ
専門的なアーユルヴェーダの診療を受ける
専門のオイルマッサージを受ける
瞑想を習う（182ページ）
パンチャカルマ

◎おすすめの本
『新訂2版　ファンタスティック アーユルヴェーダ』（蓮村誠＝著　知玄社＝刊）
『自分を好きになる技術　人を受けいれる技術』（蓮村誠＝著　春秋社＝刊）
『へこまない人は知っている　ストレスに邪魔されない23のヒント』（蓮村誠＝著　春秋社＝刊）

っに深めたいひとに

ハリシ南青山プライムクリニック

マハリシ・アーユルヴェーダの本格的な診察および治療を総合的に体験できる日本で唯一のクリニック。完全な健康の実現を目的とし、個人の健康状態をそれぞれの生理機能に合わせて総合的に診察する。

東京都港区南青山1-15-2

03-5414-7555（保険診療なし　完全予約制）

www.hoyurishikai.com/

●この章のアーユルヴェーダの専門用語については、69ページの「おすすめの本」を参照し、要約しています

今すぐできるアーユルヴェーダの技

白湯のはなし

白湯を飲むことは、

あたらしい自分になっていくために、

とにかく今すぐにできる

とってもいい「入り口」。

からだがあたたまって、内臓を洗い流してくれる、

消化力もあがって、

自分の完全な状態を取り戻してくれる白湯。

ね、さっそく今日からはじめてみない？

完全な白湯のつくりかた

さて、ここまで紹介してきたアーユルヴェーダの知恵で、今すぐにできて、本当におすすめしたい方法があるの。
それが、白湯飲み。

白湯のつくりかたは本当に簡単。
やかんに新鮮なお水を入れて、蓋をあけて、10 ～ 15分ほど、がんがん沸かす。換気扇も回してね。

こうすることでアーユルヴェーダで考えられている、

ヴァータ、ピッタ、カパ①

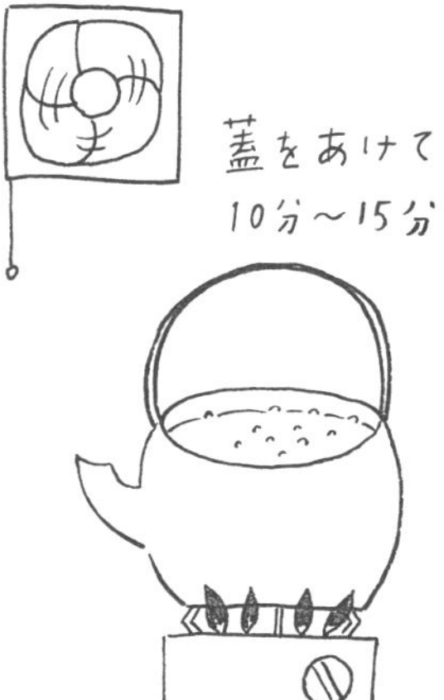

①くわしくは、58ページへ

の質を完全にもった飲みものができるってわけ。

水がカパ、火がピッタ、そして換気扇を回してがんがん沸かすことで、風（ヴァータ）の質が入る、そういうわけで、上記の方法でつくると、「完全な白湯」になるといわれているよ。

それを毎朝飲むのね。
食事中も飲んだりする。

ね、簡単でしょう？

飲みはじめるとわかるけど、白湯って本当においしいんだよね。
しかも、**体調が整ってくると、甘く感じられるようになる。**

きっとすぐに白湯のファンになると思うよ。

シャワーを浴びるように

白湯のいいところは、いっぱいある。

まずね、白湯は内臓を洗ってくれるの。

朝、内臓にあたたかいシャワーを浴びさせるようなものだよね。

アーユルヴェーダの医師・蓮村誠先生に、

「朝起きて、コーヒーでシャワー浴びるひとっていませんよね。お湯でシャワー浴びますよね。内臓も同じなんですよ」

っていわれて、
「ああ、本当にそうだな」ってめちゃめちゃ納得しちゃった。

消化力が上がると毒出しに

あと、白湯を飲むと消化力もあがるのだって。

アーユルヴェーダでは、ものを食べたとき、適切に消化されるかどうかって、とても大切なのね。きちんと消化されないものが、②アーマ（未消化物）となって、からだの管に付着し、からだの不調やこころのモヤモヤ、そして病気の原因となっていくと考えられているの。

それが白湯を飲むと、消化する力があがるから、食事しても、きちんと消化されやすくなる。「きちんと消化される」って、こころもからだも元気いっぱいでいるためには、すごく大事なことなんだよね。

「完全」の体験をする

そしてもうひとつ。
白湯が、自然の三元素が、完全に調和された飲みものであるということも大事なポイント。

冒頭で話した、ヴァータ、ピッタ、カパが完全に調和されているということなのだけど、くわしくは、ぜひ『白湯 毒出し健康法』（81ページ）を読んでみてほしいな。

アーユルヴェーダでは、最高のものにいつも触れさせることで、自分の状態を底上げして、悪いところもよくしていく、という考えがあるっていったけど、白湯飲みもそのひとつなんだよね。

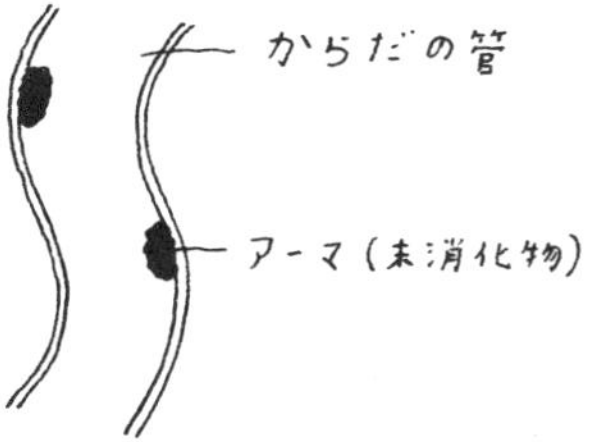

②食べたものの未消化物で、毒素の一種。ドーシャの乱れと結びつくと病気の原因になるといわれています

「完全な飲みもの」を飲むことによって、布が美しい染料に染まるように、「完全」の体験を、していくってわけ。

すごくおもしろい発想だよね。

いつもあたたかいものを飲む

もちろん、白湯は、からだをあたためてくれる。

わたしのからだって冷えやすい体質なんだけど、この体質は、日本人の女性には多いらしいの。

アーユルヴェーダの蓮村誠先生がいっていたけど、脈診すると、今って本当に、からだが冷えているひとが多いんだって。

だからね、「冷えとり健康法」の食べ方（23ページ）を参考にするのと同時に、わたしは、冷たいものもやはりとりすぎないように、気をつけてるんだ。

氷の入ったお水とか、アイスクリームとか、そういったものは、年に数えるほどしか口にしないよ。夏でもね。

よく食べ合わせがよくないものとして、「うなぎとうめぼし」、「てんぷらとかき氷」なんていうけど、わたし自身は、消化力もあまり強いほうではないので、冷たいものはとらない。
特に、食事中は、ぎんぎんに冷たいものと、消化の遅いもの（79ページ）を一緒に食べるようなことはしないかな。

そのかわり、あたたかいものや白湯を飲むようにしているんだ。

レストランで頼む方法

ちなみにレストランなどで外食するときも、店員さんに、お願いして、白湯をもってきてもらうことが多い。

お願いしづらい雰囲気のところだった場合は、「薬を飲むために」③とか「白湯で飲まないといけない薬で……」

③もちろん、薬は飲まないのだけど、いろいろ試すうちに、こういうと、こころよくもってきてくれることが多いので、そのようにしています

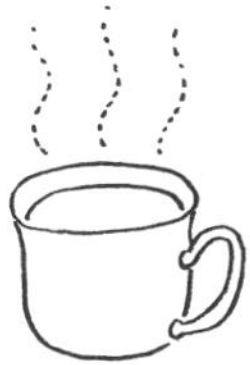

と店員さんにていねいに説明すると、もってきてくれる。

ファミレスのドリンクバーもすごく便利。ティーバッグのお茶用に、白湯が置いてあるから、それを飲めばいいものね。

ふだんは、マイポットによく沸かした白湯を入れてもち歩いているよ。

解毒したいなら

とにかく白湯は、

☆内臓を掃除する
☆消化力をあげる
☆完全なものにふれる体験ができる
☆からだをあたためる

という点で、からだの中をクリーニングしたいひとにはおすすめ。

そのほかにも、こころの不調が整う、便秘が解消する、むくみがとれてやせてくる（これはわたしも実際にそうだったよ）などなどということも、期待できるのだそうだよ。

本格的にやりたいひとは、まず、本を読んでみてね。『白湯 毒出し健康法』には、自分のアーマ（毒）の量のチェック表のほか、自分の体質チェック表（58〜61ページで紹介したプラクリティ、ヴィクリティをチェックする表）もついているから、ぜひやってみてほしいな。

気をつけること

ただね、気をつけなくてはいけないのは、飲みすぎないってことなの。

一日、コップ5〜6杯（700〜800ml）くらいまで、といわれていてね。それ以上飲むと、からだのなかのよい成分まで出ていってしまうのだって。

あと、飲むときは、すするようにして飲むことがポイント。だから、実際は、白湯飲みじゃなくて、白湯すすり、なんだよね。

わたしは、食事のときに……特に、アーユルヴェーダでいう消化しづらい④重い質のもの（生野菜、動物性たんぱく質のもの、根菜類など）を食べるときには必ず白湯をすするし、そうでないときもたいてい飲んでる。今もデスクの上には白湯があるよ（本当においしくてあきないからね）。

もちろん、毎朝起きたら、新鮮なお水で、白湯を沸かすことから一日がはじまる。
毎朝、最初にするのは、白湯。

そうやって、毎朝、毎朝、あたらしい自分になっていってるんだ。

☆今日すぐにできること
白湯をつくって、すすってみる

◇近いうちにできること
朝起きたら白湯をすする
食事中もすすってみる

♡将来おすすめしたいトライ
マイポットに白湯を入れて外出時にもち歩く

④そのほか、なんでもたくさん食べた場合、揚げもの、冷たいもの、新米、豆腐、さつまいも、ヨーグルト、チーズ、砂糖、バナナ、桃、アボカド、プルーンなど、カパの質を多く有している食べものをさします
『究極のデトックスレシピ』（蓮村誠＝著　ＰＨＰ研究所＝刊）より抜粋

◎おすすめの本

『白湯 毒出し健康法』（蓮村誠＝著　PHP研究所＝刊）

■さらに深めたいひとに

マハリシ南青山プライムクリニック（70ページ）

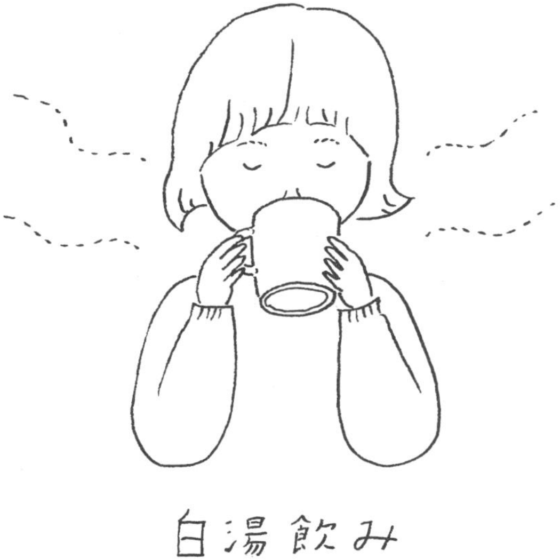

わたしをつくるエネルギーの源

食べものと食べかた

食べものって、わたし自身になっていくもの。
そして、「ただの物質である」ということ以上の存在。
だから、もし、あたらしくなりたいなあって思ったら、
食べものや食べかたを変えてみると
確実になんらかの変化が起こると思う。
決して神経質にならずに、おおらかに。
そして楽しみながら取り組むのがポイントだね。

食べもの＝わたし自身

「自分が食べたものは、30分後に自分自身になっている」って、ある料理研究家のかたがいっていて、「なるほどなあ」と心底感心したことがあるのだけど、食べるものって本当に大事。

何を、どう食べるかは、わたし自身をあらわすといってもいい。

服を着ることだって、どういう器を使うかだって、どんな本を読むかだって、なんだって、わたし自身をあらわしていることに変わりはないけれど、やはり、食べものは、文字通り、血となり肉となり骨となっていくわけだから。しかも、あまり気にしないことだけど、こころにだって関係するしね。

①採れたてのエネルギッシュな野菜なんかを毎日食べていたら……そのひとは、やっぱりエネルギッシュになるの

①子どもの頃、田舎で祖母がつくった野菜を朝採って食べた経験があるのだけど、あの野菜のおいしさは、一生忘れないと思う。昔のほうが、おそらく野菜って力強かったんじゃないかな

かなって思う。

実際、アーユルヴェーダの主な処方は（わたしの場合）、食べものと食べかたにまつわるもので、その方法でわたしはとても元気になることができたしね。
毎日のことだから、いくらいっても足りないくらい食べものは大事だと思ってるよ。

食事法を試してみる

とはいえ、です。

正直に告白すると、わたし自身は、どういう食べかたをしていいのか、食に関しては、まだわからないことがすごく多いなって思っているの。

②桜沢如一さんが、日本に古くから伝わる食養生の考え方を引き継いで確立した食生活法。あらゆるものごとに陰と陽という2種類の力が働くという理論をもとに、食材や調理法のバランスを考えます。このほかに、玄米菜食、野菜などは皮ごと食べる、自分に身近な場所で採れた旬のものを食べる、よく噛んで食べる、などの特徴があります

③加熱によって食物の酵素やミネラル、ビタミンが失われないように、食材をなるべく生の状態でとる食生活法のこと

☆カフェインをどう考えたらいいのか。
☆動物性のタンパク質の問題をどうしたらいいのか。
☆牛乳はどうとらえたらいいのか。
☆糖類についてはどう考えたらいいのか。

各論だけでもわからないことだらけなの。

あと、こういったそれぞれの食べものをどうとらえるかは、この世界にあまたある食事法とも関係していると思うのね。

マクロビオティック②、ローフード③またはフルモニ④、アーユルヴェーダの食事療法、冷えとり健康法の食事法、シュタイナーの哲学にもとづく食事法⑤、もう、ありとあらゆるものがある。

④「フルーツモーニング」の略称。19世紀にアメリカで医師によって考案された健康法「ナチュラル・ハイジーン」の基本のひとつで、朝起きてから正午まで、新鮮な果物とフルーツジュースだけを食べる。正午までであれば、好きなだけ食べても太らず、胃にも負担を与えないとしています。くわしくは『フィット・フォー・ライフ』（ハーヴィ・ダイアモンド、マリリン・ダイアモンド＝著　松田麻美子＝訳・補遺　グスコー出版＝刊）をお読みください。ちなみに、わたしも、数か月試してみたことがあります。

⑤ルドルフ・シュタイナーも食べものや食べ方について非常にユニークな考えを著しています。『健康と食事』（ルドルフ・シュタイナー＝著　西川隆範＝訳　イザラ書房＝刊）、『身体と心が求める栄養学』（ルドルフ・シュタイナー＝著　西川隆範＝訳　風濤社＝刊）など

で。
わたしは、こういったものの何かを、人生のどこかのタイミングで、自分のからだで試してみるのは、すごくいいことだと思ってるのね。

専門家についてやる断食も、とてもよい経験になると思う。

（ただし、自己流でやらず、専門家についてやるのがおすすめです）。

いずれにせよ、食べるということに、人生のどこかのタイミングで（できればからだがうんと悪くなってからとかではなく）、意識を向けてみてほしいんだ。

もし何らかの食事療法を試して、また前の食事の方法に戻ったとしても、その体験は、あとあとの人生に、すごくよい影響を与えていくと思うのね。

食べものによってからだが重くなったり軽くなったりするとか（体重の問題ではなくて）、食べすぎないことのよさとか、すごくフレッシュな味の濃い野菜を食べたあとの自分の感覚とか、お肉を食べたあと自分がどうなるかとか、いろんなことがわかるようになるから。

でも、ただ何も考えずに食べていると、あまりそういうことに意識が向かないよね。

そうそう、あとね、もし機会があったら、オーガニックのものを試してみてほしいな。なんでもいいよ。有機栽培でつくられたにんじんでも、有機大豆を使っていねいにつくられたお豆腐でも。

以前わたしは、『マーマーマガジン』で有機野菜や特別栽培の宅配野菜を食べ比べてみた⑥ことがあるんだけど、これは、すごくいい経験になった。

ものすごく野菜がエネルギッシュというの？
みずみずしいというか、力強いというか、野菜そのものの味の濃さというか、そういう「もの」のもつエネルギーを感じる体験ができたの。

この、野菜の力強さというものを、ぜひ味わってみてほしいんだよね。野菜そのものがおいしい感じって、こう、目がハッと覚めるような感覚がある。

⑥『マーマーマガジン』0号と1号に掲載されています。全8社の宅配野菜を食べ比べしてみました

とにかく、すっごく感動するからぜひ試してみてほしいな。

今のわたしの食べかたのこと

ちなみに、わたしが今も引き続きベースにしているのは、アーユルヴェーダの食事療法。

アーユルヴェーダってとことん、自分の体質、を見ていくのね。
自分に合ったものを食べていくという考え方。

基本的にはわたしは菜食で、ねぎやにら、にんにくなどの香りの強い野菜はほとんど摂らない。

あと根菜を食べるときも消化力の強い昼の時間帯に食べるとか、いつも以上に噛むとか注意をしているよ。
きのこもほとんど食べなくなった。

加工食品は基本的には食べないし、白砂糖もほとんど摂らない。
果物とお肉など、⑦消化のスピードが違うものを一緒に食べない。

野菜などは旬のものを、かつできるだけ無農薬やオーガニックのものを食べるようにしているよ。

わたしはこれらを実践して、実際にからだがとてもよくなった。

菜食をきちんとやると、何より肌に透明感が増してくるよ。唇も自然と赤味が増してとってもきれいだし、声がきれいに通るようになって穏やかに落ち着いてくる。
すごくスポーツをしているわけではないけれど、基本的にいつもやせているよ。

これらは、お肉をたっぷり食べたりして、何も食について考えていなかったころにはなかったことだね。わたしは、いちばん太っていたときで、今から⑧7～10キロくらい太っていたの。

ただ、そのころは、人生自体も大変だった。
何を食べるかについてコミットしていないというのは、

⑦ちなみに玄米は、一口につき30～50回は噛まないといけないのですが、どうも、そのことを知らずに食べているひとが多いようです。あと、玄米とお肉もいっしょに食べないほうがいいといわれていますが、これも、知らないひとが時々いるようです。それぞれの消化のスピードが違うので、玄米を食べるときは菜食がよいと思います。またわたしは、消化力が強くなく、どの専門家に診てもらっても、玄米は体質に合わないといわれるので（また好きでないこともあり）、玄米を食べるときは、長岡式酵素玄米を食べています。くわしくは、長岡式酵素健康の会本部のウェブwww.n-kousogenmai.co.jp/を見てみてください

自分の人生をどうしたいのかもコミットしていないことなんだなあって、今振り返ると、しみじみ感じ入っちゃうよね。

一日の食事のこと

では、もう少しだけ、わたしの一日の食事について話すね。

まず、朝起きたらよく沸かした白湯を飲む。

本当はトーストくらい食べたいところだけど、朝仕事をたくさんしたいから、あまり食べない。お腹に何かが入っている状態のときって、からだが重いから、なんか、集中できない気がして。自分なりに計測すると、朝って、夜仕事する時間の3倍は集中できると思う。だから、朝は大事なんだよね。

でも、お腹がすいていたら、トーストを焼いて食べるか、

⑧ただあまり体重については気にしていませんでしたが。ダイエットについては伝えたいことがすごくたくさんあるのでいつかまた書いてみたいです

クッキー１枚くらいは食べるかな。そして、エスプレッソをお湯で割ったアメリカーノを飲む。
(カフェインはできればあまり摂りたくないけど、少しだけ、わたしは自分に許可しているのね。まあ、こういう愉しみもないと。

ちなみにアーユルヴェーダでは、朝ご飯は8時くらいまでに食べ終わるようにといわれています。⑨

で、お昼は、だいたい、しっかりしたものを食べる。
イメージでいうと、みんなの夕食くらいのメニューを食べます。
⑩お肉はもうほとんど食べなくて、食べるとしたら鶏肉なのだけど、そういう動物性のタンパク質を食べるのもお昼。ごはんを食べるのもそう。パスタとか小麦粉を使った料理もできるだけお昼に食べるようにしているよ。

アーユルヴェーダでは、お昼がいちばん消化力が高いといわれていて、そのときに、消化にパワーがいるものを食べるのね。

⑨ただし、わたしの仕事は本当に不規則きわまりないので、時間通りにいかなくてもクヨクヨしません（これは冷えとり健康法の考え方です）

⑩自然に肉食は減ってしまいました。特に自分で食事をつくる際、スーパーでお肉を買うのは年に数回程度。おいしい野菜を食べるほうが気持ちがアガります

時間も大事で、11時30分〜13時30分の間に食べるようにしています。

そのあと夕方に、⑪ドライフルーツを煮て食べたりするかな。
たぶん体質だと思うのだけど、甘いものを食べたい！というふうに、ほとんどならなくて……でも、おせんべいみたいなものをこの時間に食べることはあるよ。

そうして、夜は、みんなのお昼みたいな食事をしています。
うどんとか、そばとか。とにかく軽いもの。
それを20時くらいまでに食べ終わる。

これが理想的な食事です。

会社勤めとかしていると、食事ってめちゃめちゃになりがちだよね。

たとえば、冷えとり健康法だと、いつ食べるかとかすごく自由で、そういうのもわたしは好きだけど、このアーユルヴェーダの食事時間や、夜軽くして、ぱぱっと食べ

⑪デーツやレーズンを水で煮て食べます。ほっとするおいしさです！

てしまうというのは、やってみて本当にいいと感じる。

20時くらいまでに軽く食べて、それ以降はもう食べないの。

ちなみに、編集をする現場って時間に不規則。以前から、「暮しの手帖社」の方法にあこがれていて、いつかは、編集部で自炊したいなあと思っていたのだけど、念願かなって、⑫今は編集部ではみんなでご飯を食べることが多いです。

できたてを食べられるし、何せ、誰がつくったのかわかるものを食べるのってすごく大事だと思うのだよね。

エネルギーを感じて食べる

あとアーユルヴェーダの食事療法で取り入れているのが、⑬「オージャスの高いものを食べる」という考え方。

オージャスってね、生命エネルギーって意味なんだけど、食べものがしっかり適切に消化されるとからだの中でオ

⑫「暮しの手帖社」を創設した故・花森安治さんがそうしていたのを知って。いきいきとしたものをわいわい食べることは即、エネルギーになっていき、そこから生まれる仕事の内容にも影響が大きく出るものだと思っています

ージャスになると考えられているのね。
で、オージャスの高いたべものとか、食べ方がある。

たとえば、炊きたてのごはんは、オージャスが高いっていわれているの。だから、そういうものを積極的に食べたりしているよ。

また、つくってから時間がたつと、タマス[14]という質が増えて、オージャスはなくなるといわれているのね。だから、つくりおきはしないことにしている。そのときにつくったものをその場で食べる（つまりはたくさんつくりすぎないってことだよ）。

あとは、冷凍をしないとか……、オージャスを減らすといわれているもの[15]もなるべく食べないようにしているかな。

おもしろいのはね、オージャスが増えると、そのひと自身の魅力が高まるって、アーユルヴェーダでは考えられ

⑬わたしはちょっとつかれてきたなと思うと、白米を炊いて、塩むすびをつくります。ポイントは、水を手につけないこと。手に塩だけをつけて、炊きたてのごはんを、えい、えい、と結び、ぱくっと食べます。元気が出ます！

⑭アーユルヴェーダの用語で、不活発性をあらわします。こころの中で、このタマスが優位になると、抑うつ的になり、環境を破壊するようになるといわれています

ていることなの。

オージャスが多いひとって、とっても甘くていいにおいがするっていわれていてね。免疫力が高まるから、風邪もひかなくなるし、ケガも早く治るよ。

からだだけでなく、こころの内側も強くなって、自分自身を力強いと感じるようになる。

これらが食べものでコントロールできるっておもしろいよね。

体質に合ったものを食べる

つまるところ、アーユルヴェーダの食事療法って、「消化力」とその食べものや料理のドーシャタイプ（58ページ）を重視しているのだけど、やはり、「**自分の体質に合ったものを食べる**」という点が本当に大事だし、ユニークだなあって思う。すごく精妙にそのことが研究され

⑮オージャスになりにくいのは、肉や魚。加工食品を食べてもオージャスにはならないそうです。お酒とたばこは、オージャスを破壊するといわれています

ているのが、なかなかほかの療法にはない特徴だなあと思うの。

たとえば、よく「納豆がからだにいい」っていうけど、アーユルヴェーダでいうカパ体質のひとが食べたら、からだが重くなり、冷えるといわれている。

「いい」ってみんな現代栄養学の成分のことをいうみたいだけど、食べものは、スペックや記号じゃなくて、もっと多面的なんだから、数値ではかれない部分も大事なんじゃないかなって思うのね。

その食べものを誰がつくったか、どんな気持ちでつくったか、さらにはそれを誰と、どんな空間で、いつどんな気持ちで食べたかによってもからだに及ぼす作用は変わってくるものだとわたしは思うんだよね。

食事で本当に大事なことは

あと大事にしていることは、冷えとり健康法でいう

☆からだを冷やすものを食べない

ということかな。

果物、お酒、香辛料などはからだを冷やす質をもっているとされているから、できるだけ食べない。化学調味料、防腐保存料といった添加物も冷やすので避けています。

そして、実は、食べかたでいちばん大事なことって、めちゃめちゃシンプルなことなんだよね。

それは

☆食べすぎない
☆よく嚙んで食べる

ということにつきると思う。これはものすごーく大事。

食べすぎていないひとを見るのはむずかしいというくらい、現代のひとびとは食べすぎている。

こころの問題や、ストレスを食で解決しようとしすぎている気がするのね。

食べることって手っ取り早いし、情報が常に溢れているから、目（こころ）が食べたくなっちゃうっていうか、まあ、満たされないこころが食べたくなるわけだけれども、これが本当にからだを、そしてつまるところはこころをも害していると思っているの。

そのほか、わたしが食事で大事にしていることといったら、

☆⑯近くでとれたものを食べる
☆⑰怒りながら料理しない、怒りながら食べない
☆感謝して食べる

ということかな。

そして何より、⑱素朴で素材の味がそのまま感じられるような料理が好きだな。

⑯身土不二の考え方から。身土不二とはもともとは「ひとは生まれ育った環境と一体である」という意味の仏教用語だったのが食養生の原則へと発展したもの。自分に身近な場所で、自然に育まれた旬の食べものをとることが、からだにもっとも合っているという考え方です

⑰アーユルヴェーダの考え方。くわしくは『究極のデトックスレシピ』（蓮村誠＝著　PHP研究所＝刊）へ

食についてのわたしの仮説

さて、あらためて、わたしが、食事のことで考えてることを図にしてみるよ（次ページ）。

で、ね。

★のところにいるひとって、どうしても、頭で食事をしがちになってしまう気がするの。
からだで食事をしなくなりがちになってしまう。

もっというと「正しさ」のドグマにとらわれてしまって、実は本質的じゃないというか。

あれもだめ、これもだめ、というふうに食べる時期はあってもいい。でも、ずっとそこにいては、もったいない

⑱わたしが気に入っているレシピは、里芋を蒸し器で蒸したあと、皮をむいて、小麦粉をぱらぱらっとまぶし、オリーブオイルで焼いて、岩塩で食べるというもの。カブを生で食べるのも大好きです。その際、オリーブオイル、レモン汁、塩だけでドレッシングをつくってかけて食べるのが好き。シンプルで本当においしいです

よね。

で、そんな「正しさ」に、食べものをコントロールされ

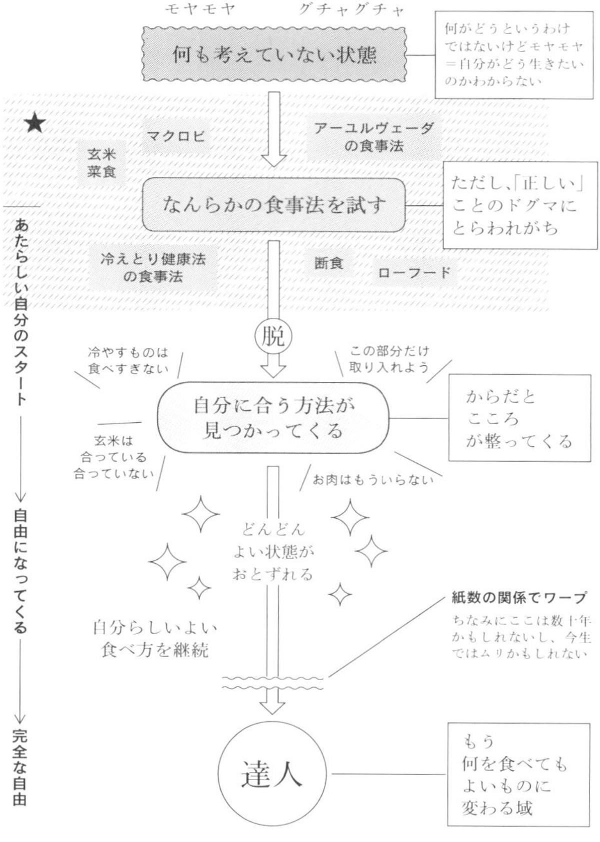
モヤモヤ
グチャグチャ
何も考えていない状態
何がどうというわけではないけどモヤモヤ＝自分がどう生きたいのかわからない
★
マクロビ
アーユルヴェーダの食事法
玄米菜食
なんらかの食事法を試す
ただし、「正しい」ことのドグマにとらわれがち
冷えとり健康法の食事法
断食
ローフード
あたらしい自分のスタート
脱
冷やすものは食べすぎない
この部分だけ取り入れよう
自分に合う方法が見つかってくる
からだとこころが整ってくる
玄米は合っている合っていない
お肉はもういらない
自由になってくる
どんどんよい状態がおとずれる
自分らしいよい食べ方を継続
紙数の関係でワープ
ちなみにここは数十年かもしれないし、今生ではムリかもしれない
完全な自由
達人
もう何を食べてもよいものに変わる域

ているひと、またそれ以外のひとにもだけど、おすすめしたい方法があるの。

それは、食べもののエネルギーを感じて、その観点から食べかたや食べるものを選ぶという方法なんだ。

たとえば、今度ぜひ感じてみてほしいのだけど、お茶って淹れるひとによって、ぜんぜん味が違うじゃない？
料理もそうだよね。
あれって、つくり手の意識が入っているからだと思うのね。

野菜もそう。素材だって、つくり手の意識が入ってる。
宅配野菜の食べ比べしたときに痛感したことだよ。
同じ有機野菜だって、エネルギッシュなのと、残念だけどそうでないのがあった。

なんか、その野菜のもつ雰囲気、みたいなものってあるんだよね。その雰囲気って、つくり手の雰囲気ってことなんだと思う。
つくり手のムードみたいなものが、野菜にのりうつっているんだよね。

だから、★のポイントにいるひとは、一度はぜひ考えてみてほしいの。たとえばだけど、怒りながら、「正しい」ことにあくまで忠実につくられた天然酵母のパンと、みんなを喜ばせたいなというわくわくした気持ちでつくられた添加物いっぱいのソース焼きそばパンと、どちらが、エネルギッシュかって。

わたしは、ふだんはオーガニックのものを食べているけれど、でも、優先順位は、正しさじゃなくてたのしさ。エネルギーってことなんだよね。

「○○すべき」と気まじめにつくられた100％オーガニックのオレンジジュースもいいけどそれより、大好きなひとがわたしのことを思って買ってくれたコカ・コーラだって悪くないんじゃない？　という具合。成分同様、意識も見るというか。

だんだんといろんなことを試した結果、エネルギーを観察するようになってきて、なんというか、これはとてもよい方法だと思ってるんだ。

ただそのためにも★の部分を一度は、通過するのはとてもいいと思う。だって、体験をしてみないと、何がエネルギッシュかわからないもの。

食べものを通して、つくり手や自然そのものがもつ意識を食べてるって発想なんだけど。ちょっとマニアックかな？　でも最近とみにそう思うようになってきたんだよね。

究極に自由な地点

でね、先ほどの図に戻るけれども、意識のことをいうと、人生の達人⑲になっていくと、もう、何を食べても、からだに害がないという状態になるのだとわたしは予想しているの。

意識ってそれくらいすごいんだよね。

意識の力で、どこでどうつくられたかわからないようなハンバーガーだって、からだに入ってもひとつも毒にならないようになる。あくまでわたしの仮説だけれどもね。

もちろん、一般のひとは、いろんなことを経験しないと、そうはいかないと思うのね。

それまでは、自分自身のからだで試す旅、なんだと思う。

⑲わたしはかつてそういう達人に数名会ったことがあります。そのうちのひとりのひとは、もうものをほとんど食べなくなっているようですし、もうひとりのひとは、動物性タンパク質のみ（！）を食べているひとです。いろんなひとがいるものです

いずれにせよ、あたらしくなっていく過程で、食事は特に変化するもののひとつだと思う。何より、どんどん、[20]食事がおいしく感じられるようになっていくし、楽しみにもなっていくよ。

もっといえば、小さなこと——食べものならば、粗食を、腹八分目で食べるということに対して、こころから満足できる自分になっていくことが本当に大事だと思うのね。そういうひとって、きっと死ぬまで元気だし、それってとってもしあわせなことなんだよね。

強い刺激を求める方向は、いつかは、どんづまりか崩壊が待っているけど、淡いものに対して強く喜びを感じられるようになるのって、どんどん自由になっていく道なんだと思う。実は。

人生で大事なことって、本当に、日々の地味な営みとその継続、なのかもしれないね。

⑳わたしは瞑想（182ページ）をはじめて、食べものの味がまず変わりました。とにかくおいしく感じられるのです。パンチャカルマ（63ページ）後もさらにまた味覚が変わってきました。からだが変わると味覚も変わり、好きな食べものも変わってくるものなのですね

☆今日すぐにできること
食べすぎないようにしてみる
よく噛んで食べる
食べもののエネルギー（元気の具合）を感じてみる

◇近いうちにできること
新鮮な食品と加工食品のエネルギーを比べてみる
有機野菜を食べてみる
調味料を有機のものにしてみる

♡将来おすすめしたいトライ
なんらかの専門的な食べ方を試してみる
本格的な断食を体験する（必ず専門家につくこと）

◎おすすめの本
『わたしが輝くオージャスの秘密』（服部みれい＝著、蓮村誠＝監修　ちくま文庫）
『あたらしい食のＡＢＣ』（服部みれい＝著　ＷＡＶＥ出版＝刊）
『マーマーマガジン　フォーメン』創刊号（エムエム・ブックス＝刊）
『なぜ「粗食」が体にいいのか』（帯津良一、幕内秀夫＝著　三笠書房＝刊）
『毒を出す食 ためる食』（蓮村誠＝著　PHP研究所＝刊）

◎おすすめの場所
クレヨンハウス東京店 野菜市場
東京都港区北青山3-8-15
03-3406-6308
www.crayonhouse.co.jp/shop/pages/yasaiichiba_t.aspx/

GAIA 代々木上原店
東京都渋谷区西原3-23-6 プラド1F
03-5738-2719
www.gaia-ochanomizu.co.jp/

ナチュラルハウス青山店（その他全国に支店あり）
東京都港区北青山3-6-18
03-3498-2277
www.naturalhouse.co.jp/

地球人倶楽部（直営店）
東京都港区麻布十番1-5-29秀和宮下町レジデンス1F

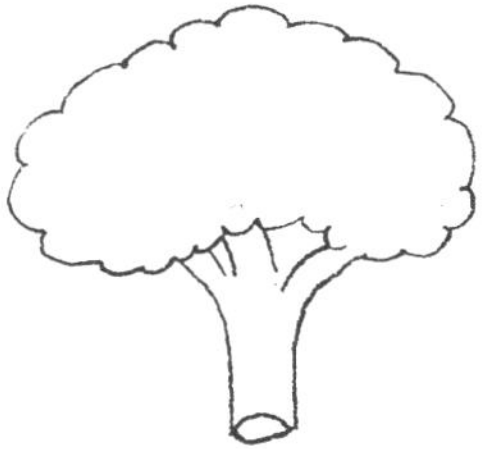

03-5771-6145
www.chikyu-jin.com/content/about/shop01.html/

ミレー（宅配ショップ）
www.millet.co.jp/

◆そのほか、街に自然食品店があれば立ち寄り、各地の道の駅に寄れば、特産品や野菜などを必ずチェックしています

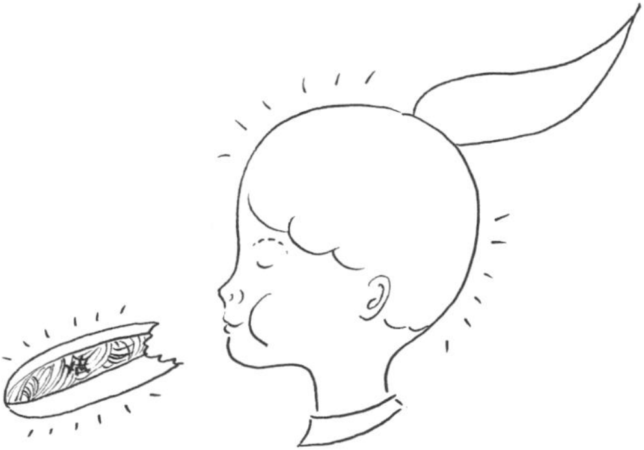

2
身のまわりのものからあたらしくなる

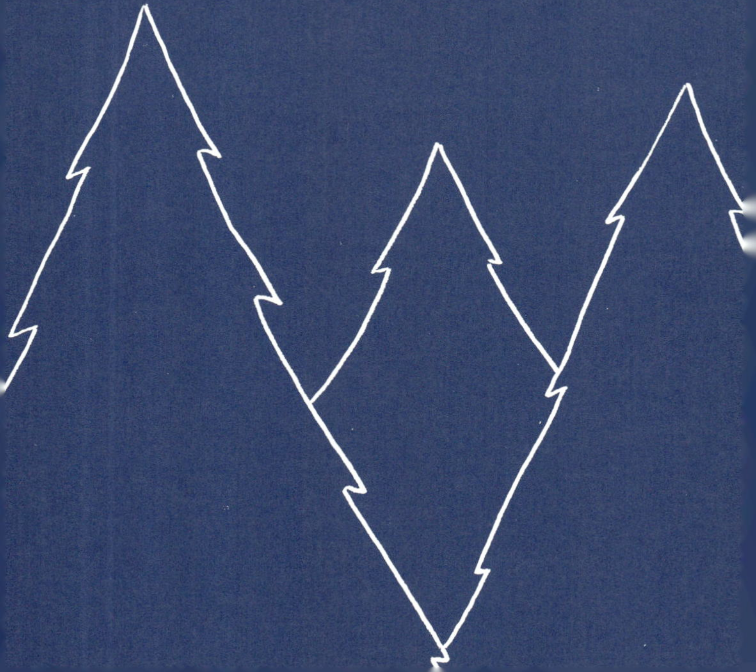

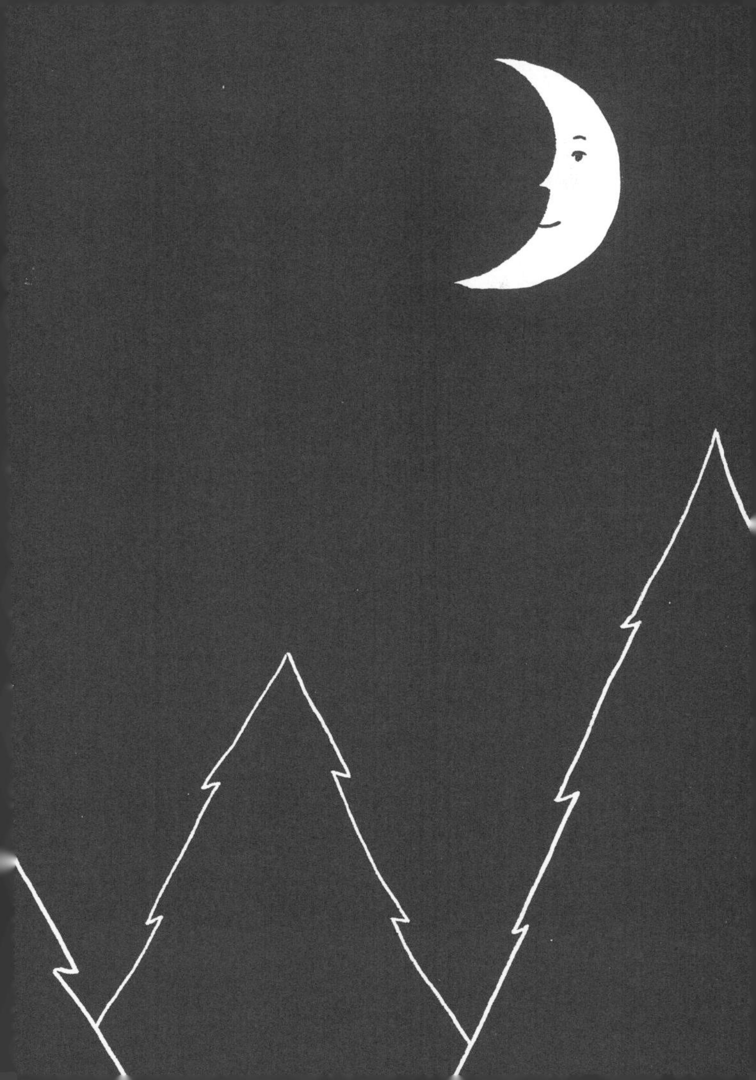

外側が変わると内側も変わる

部屋の
大浄化作戦

今、あなたの部屋は、仕事場は、整理整頓されている？
その場所は好き？　たいして好きでもきらいでもない？
「スペース・クリアリング」をして部屋がきれいになると
からだやこころまであたらしくなる。
心身が整ってくると人間関係もよくなり、
引っ越し先も自然によいところが見つかって——。
ぜひ、ほかの方法とも組み合わせてやりたい
部屋の浄化について、です。

場の影響を受けている

「ひとって、けっこう、その場の影響を受けているものなんだよ」ってあるひとから聞いたのは数年前のこと。

そのときは「ふーん、そんなものかしらん」なんて、たいして真剣に聴いてはいなかったけれど、確かに（ぜひ目をつぶって想像してみてね）、ものすごくムードの悪い、寒くて暗くてうらさみしい家に3年住むのと、日当たりも風通しもよくて、なんだか理由はないけどそこにいるととても静かな気持ちになって、ここちよい感じがする家に3年住むのとでは、3年後の結果がずいぶん変わってきそうだよね。

いや、3年も待たなくとも、その場のムードって、なんらかの影響をそのひとに及ぼすと思う。

部屋で考えてみたってそうだよね。自分が大きらいなカーテンがかかっている部屋と、自分の大好きなカーテンがかかっている部屋と、それぞれの場所にいるところを想像してみたら……。ほとんどのひとが、大好きなカーテンの部屋のほうが、断然気持ちがいいっていうと思う。

そしてね、その場を気持ちいいと感じたなら、おのずと、自分にいちばん必要なことにいち早く気づけたり、こころの中の整理もよりつきやすくなったりするものなんじゃないかな。

ゴミ袋20袋分を処分

というか、実際にあったはなしをするね。

ある日、からだの先生が、わたしのからだを触って、「部屋を片づけてほしいな。この本読んでみて」って、
① カレン・キングストンの『ガラクタ捨てれば自分が見える』という本をすすめてくれたのね。「えー？　からだに触ってそんなことがわかるのかな」って思ったけど、実は、かつてアロマセラピーの専門家のひとからマッサージを受けたときにも、同じことをいわれていたから、「うーん、ふたりにもいわれるなんて、それは本当なのかも」と思い、さっそくこの本を読んでみたってわけ。

この本のテーマ、「スペース・クリアリング」とは部屋を整理整頓して、ガラクタを処分することで、エネルギ

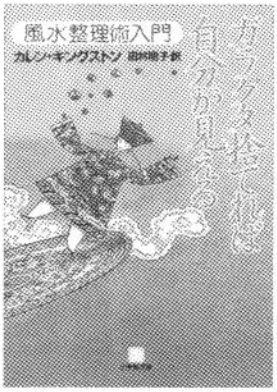

①本当におもしろい本です。『ガラクタ捨てれば自分が見える——風水整理術入門』（カレン・キングストン＝著　田村明子＝訳　小学館＝刊）

一の流れをよくしようというもの。とにかくとことん、部屋をクリアに浄化するとどんなにすばらしいことが起こるか、が書かれていたの。

ちなみにカレンがいう、②ガラクタの定義はこう。

☆ガラクタとは
・あなたが使わないもの、好きではないもの
・整理されていない、乱雑なもの
・狭いスペースに無理に押し込まれたもの
・未完成のもの、全て

『ガラクタ捨てれば自分が見える——風水整理術入門』より引用

もうね、この本を一気に読んで、いてもたってもいられなくなって、その日は夜中から処分をしはじめたよ。
そうして、ゴミ袋にして約20袋分のものを処分したの。

②ガラクタがあなたに与える影響……もっていると疲労感をおぼえ、無気力になる、過去の呪縛を溜め込む、からだの働きを滞らせる、体重に影響を与える、混乱のもとになる、ひとびとの対応に影響を与える、何事も延期しがちになる、不調和が起こる、自分を恥じるようになる、人生の展開が遅くなる、気分がうつになる、感性が鈍り、人生の楽しみを味わうことができなくなる、余分な掃除を強いられる、整理整頓が悪くなる、お金がかかる、大切なことに頭がいかなくなる、など。『ガラクタ捨てれば自分が見える—風水整理術入門—』より抜粋・要約。この本を読んで、わたしはもう、たまらなくなって片づけとガラクタの処分をはじめました

そうしたらね！

なんと、その日の朝、大量のウンチが出たの（笑）。

どれだけからだに入っていたんだというくらいの量がね！

まあ、4日分くらいといったら、その多さがわかるよね。

とにもかくにも、自分は、部屋もからだも、ガラクタ＝ゴミだらけの中で暮らしていたんだなって、しみじみと思ったよ。

結局わたしは今までに、部屋の大浄化作戦（とわたしは呼んでいるのだけど）を3年くらいの間に3回した。ゴミ20袋分の次は、40袋、3回目も40袋。計100袋処分したの!!!

このスペース・クリアリングをしだすとね、とにかく、単純に気持ちがいいということに加えて、何がどこにあるかが把握できることが本当にすばらしいことだとわかってくる。

頭の中が整理されている感じ。頭の中が整理されていると、ものごとの優先順位もつけやすくなる。

つまり、自分は何が好きで、何が必要で、何がしたいのかがはっきりしてくるんだよね。

部屋は自分をあらわす

もう少し、このしくみについて考えてみるよ。

自分の身のまわりの状態というのは、自分のこころの反映なんだよね。

たとえば、これもアーユルヴェーダ医師の蓮村誠先生に聞いたことなんだけど、「眠れない」というひとがいて、そのひとに仕事場の机の上をきれいに片づけてもらったとたんにすぐに眠れるようになった例があるのだって。

あと、何かで悩んでいるひとがいるとするよね。カレンも本の中でいっているけれど、うつっぽい症状があるひとって、たいてい部屋が汚れているのだそうだよ。

もちろん、そうじゃないひともいるのかもしれないけど、実際、わたし自身のことを振り返るとそうだったかも。

とにかく当時、仕事場は紙の山。本は散乱し、自分の部屋は洋服が脱ぎ散らかってた。毎日忙しいというのにかまけて、たいてい部屋はごちゃごちゃのまま。だいたい物が多すぎて、収拾つかなかったんだよね。洗濯物はためて一気にしていた。洗濯物がたためずに、数日放置されていることもあったくらい！

しかもそれらのうち少なくとも100袋は「ガラクタ」だったんだよ（どーん）。

でもね、そうやって、スペース・クリアリングをするようにしていって、とにかく、使わないものや好きではないものを処分し、こころから好きと思えるものだけにした。未完成のものは捨てて、整理した。押し入れから、ゲタ箱まで何もかも。

（正直なはなし、カレンの本を読んでいると、義務感で「やらなきゃ」っていうより、気持ち悪くて気持ち悪くて、もういられなくなってくるんだよね!!）

で、どういうことがさらに起こりはじめたかというと、まず、買いもののしかたが変わってきたの。

心底ほしいものだけを買う癖がついてきた。

もちろん、物理的に、あれがあそこにあって、これがここにあるから、と把握できているから、何が必要で何がムダかすぐにわかるということはあるよ。でも、もっと直感的にこれは必要だなとか、いらないなとかも、以前よりわかるようになったと思う。もちろん、ほしいものが手に入るスピードもあがってきた。

さらにね、こんなことも起こるようになったよ。

ある日、映画『ブロークン・フラワーズ』のサントラに入ってるムラトゥ・アスタトゥケというエチオピアのジャズミュージシャンのはなしを友だちとしていたの。「このひとの音楽が好きだけど、単独のCDを探してもどこにもなくてさー」なんていって。そうしたら！　その数日後に、このはなしをしていた友だちとはまったく関係のない友だちが、「これ、みれいさん好きだと思って」といって、③ムラトゥのオリジナルアルバムを、プレゼントしてくれたの。

本当に不思議じゃない？

そういうことがよく起こるようになった。

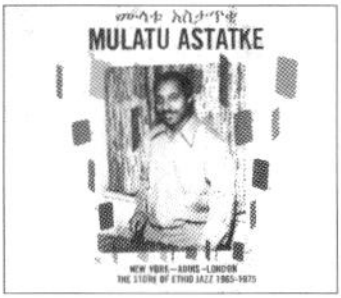

③わたしが突然友だちからもらったムラトゥのCD。あー、びっくりした

必要だなと思うものが、手に入るようになってきたの。「ないな」って思うと、入手できる。そういう感じ。

もちろん入手できないなあと思うものもあるけど、そういうものについては、「ああ、今のタイミングじゃないんだなあ」って素直に思える。なんかね、あくせくして、「あれがどうしてもほしい」というものが、なくなってしまったんだよね。

さらに、仕事も、自分が本当にしたいことのみになり、収入も見合うようになり、何より、人間関係が変わってきたの。以前は、自分が苦手だなというひととも④、ムリをして愛想笑いしてつきあってた。そうするのが大事だって思い込んでいたから。

今は、気持ちのいいひとしかまわりにいないよ。調和が取れているの。とてもここちよく片づいた机のように。本当にいいものしか、ここにはない、という感じ。

④自分からエネルギーを不当に奪うようなひとともよくつきあっていました。わたしは「いいひと」を気取って、エネルギーをあげすぎていつもヘトヘトに疲弊していました。そんなの本物のいいひとなんかじゃないですよね

あいたところに、ものは載る

わたしは、なんかこんなふうに考えているの。

もしさ、両手がふさがっていたら、あたらしいすばらしいものがやってきても、手に載せられないじゃない？あれと同じで、空間がふさがっていると（しかもいらないもので）、本当に必要なよいものも入ってこないんじゃないかな。

机の上がごちゃごちゃだと、本当に、すばらしいお届け物が届いたときに載らないもの、ね。

これは、物理的にも、人生自体も、きっと同じなんだよね。

だからいつも、自分のいる空間を最高に気持ちのよい場所にして、そして「空き容量」をもつようにするのね。わざと。そうすると、「必要なものが手に入る」という状況をみずからつくることができるのかなあって思うよ。

天は、あいたところにしか、ものを置いてくれないのかなって。

部屋に毎日話しかける

あと、わたしが常にしていることは、その場所によく話しかけるということなの。

これは、ホ・オポノポノ（197ページ）の方法。

ひとだって、「きらい」といわれ続けたら、気分が悪くなると思うのだけど、場所だって、「いやだなあ」って思い続けたら、場所自身も機嫌が悪くなってしまうと思う。

「えー、そんなー。場所がそんなふうに思うわけないじゃん！」って思うでしょう？

わたしもそう思っていました。

そ・れ・が。

実際、場所についても、ホ・オポノポノをしてみると、断然ムードが変わるのがわかるよ。場がまろやかになるというイメージ。空気の透明度が増す感じ。打ちあわせをしてもうまくいくし、その場に、ぴったりのひとしか来なくなる。

わたしがしていることなんて本当に簡単。自分の部屋にいつもいつも「今日もありがとね」っていったりね。そうすると、帰ったときとか、なんか、空間がやさしい感じがする。「おかえり！」って場所がいっているようなムード。

もちろん、「あなたが勝手にそう思ってるだけでしょ！ププ！」って思うひともいるかもしれないけど、でも、そんなふうに感じられるということ自体が重要、なのだと思うのだよね。だからこれは、実際に、自分で実験してみてほしいな。

外を変えると中も変わる

よく最近、パワースポット、なんていうよね。

パワースポットって、ひとを健康にしたり元気にしたりする場所で、日本ならば神社仏閣とかあと世界の聖地とか、そういう場所を指したりもする。もちろんパワースポットに行くのはすごくいい経験だと思ってるよ。

でもスペース・クリアリングをして、さらにホ・オポノポノでクリーニングをし続けるじゃない？　そうしたら、**自分の毎日いる場所が、プチ・パワースポットになるにちがいないって思ってるの。**

とにかく、わたし自身は、スペース・クリアリングを実践して、仕事場も自宅も、とてもよいところに引っ越すことができた。もちろん、この本で紹介している冷えとり、オイルマッサージ、アファメーション、ホ・オポノポノ……どれもが関係していることだと思うよ。

でもこの中でも、部屋をかたづけるって、超ダイレクトに、かつ早く自分自身にはね返ってくることのような気がするんだ。

（わたしの場合は、初日から大量の排便があったくらいだもの！）

⑤外を変えると中が変わる。
外があたらしくなると、中もあたらしくなるってわけ。

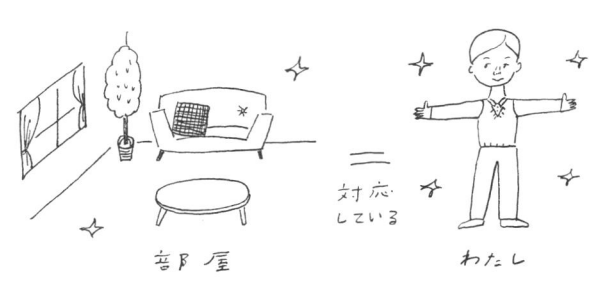

⑤こんなイメージ

もちろんね、大量の排便があって、からだがすっきりしたから、部屋を片づけようって思いつくということもありうるけれどもね。でも、即座に「中」を変えるって、またそれなりに大変そうだものね。

まずは、ぜひカレンの本を読んでみて。
そしてもし、ものを処分するのが惜しくなったらこう考えてみて。
カレンの本に書いてあったことばなの。

「キッチンの棚の中のものを、あなたは死んだあとの世界にもっていくつもり？」

わたしは、死んだあとの世界にもっていけるようなものこそ、大事にしたいな。そしてなぜだかわからないけど、そんなふうに思いはじめてからのほうが、物質的に必要なものも手に入りやすくなっているんだよね。

手放せば入ってくる、っていうことなのかもしれないね。

☆今日すぐにできること
低いところのものだけでもひろう
インクの切れたペンを処分する
化粧品やマニキュアの空きビンを処分する

◇近いうちにできること
押し入れの中のガラクタを処分する
部屋の中のいらないもの全体を処分する
携帯の中のいらない電話番号、メールアドレスを処分する

♡将来おすすめしたいトライ
ガラクタを処分するための休暇を取る
引っ越しする

◎おすすめの本
『ガラクタ捨てれば未来がひらける―風水浄化術入門―』（カレン・キングストン＝著　田村明子＝訳　小学館＝刊）

自分にやさしい自分になる第一歩

布ナプキン

さて、みんなはどんなナプキンを使っているかな？

もしも……想像してみてほしいんだけど、

洋服がもし紙でできていたらどんな感じがする？

生理って、それ自体がからだにとって、

とても大切な浄化なんだよね。

しかも膣《ちつ》のふきんって本当にデリケート。

そのデリケートなところを、

毎月毎月紙で覆っているとしたら……。

布ナプキンから変わる自分もあり、だよ。

じゃあ、さっそく、布ナプキンのことをお話ししよう。

布ナプキンは安心なのだ

布ナプキンの存在って聞いたことはあったけど、やっぱり二の足を踏んでしまっていたのね。だって、だいたい、モレたらどうする!?　って思うよね。しかも、あんな真っ赤っ赤なものを洗濯するなんて、めんどうだなあって、思ってしまっていたの。

だ・け・ど！

にわかにまわりのひとが、①「布ナプ」、「布ナプ」といい出した。
あと、東京・代々木公園でやっている②アースデイのイベントとかでも、布ナプキンをよく見るようになったのね。

①わたしの友だちの中には、「もうタオルでもなんでもいい！」っていってるひともいるくらい。このことばに、すごく触発されました。数十年前までは、女性たちは脱脂綿してたわけですしね。生理の夜、「タオルでもいいんだよなあ」って思いだしてみて。すごく自由になれるから

②アースデイは、全世界的に行われている環境イベント。日本では毎年4月下旬に代々木公園で行われるアースデイ東京ほか、各地でイベントが行われています。わたしも野菜を買ったり、雑貨を買ったりしています。いつも街がこんなであればいいって思う場所。アースデイ東京 www.earthday-tokyo.org/
アースデイジャパン（日本各地のアースデイ情報）www.earthday.jp/

具体的には、使っているひとが「とにかくいいよ」っていってくれて、最初は、量が少ないとき（はじまりと最後のころ）に使いはじめてみたら！

うーむ。これが、よかったんですね。

冒頭でも書いたとおり、服が紙でできていたら、というのがいちばん、伝わるかなって思う。

紙ナプキン使うって、それを毎月やってるってことなんだなあって、布ナプキンにするとよくわかるよ。

そもそも安心感がある。
あたたかいし。
やさしいって感じ。
なにせ、気持ちがいいのです。

食事にたとえるなら、紙ナプキンが、レストランでの外食で、布ナプキンがうちでおかあさんがつくってくれた夕ご飯みたい。ね、なんだか安心な感じがするでしょ？

ふたつの心配、モレと洗濯

で、です。おそらく、紙ナプキンのひとが心配だよ、って思う、まずひとつはモレの問題だよね。

これは、使いはじめるとわかるけれども、布ナプキンってね、液体が下へ下へ落下するの。つまり広がらないのね。紙ナプキンは、むはーって広がるよね。あれが、基本的にはない。だから、横に広くとるというよりは、厚[3]ささえしっかりつくってあげれば、まったく問題はない。

それでも、もし心配ならば、これはわたしが布ナプキンを使いはじめたときにやっていた方法なんだけれども、紙のナプキンをパンティの上に置くよね。その上に、布[4]のナプキンを置くわけ。これならば、何か起こっても安心。最悪、「家まで、モタない！」なんてことがある場合のために、[5]ジップロックを布の袋に入れたものを持っているとさらに安心だよ。

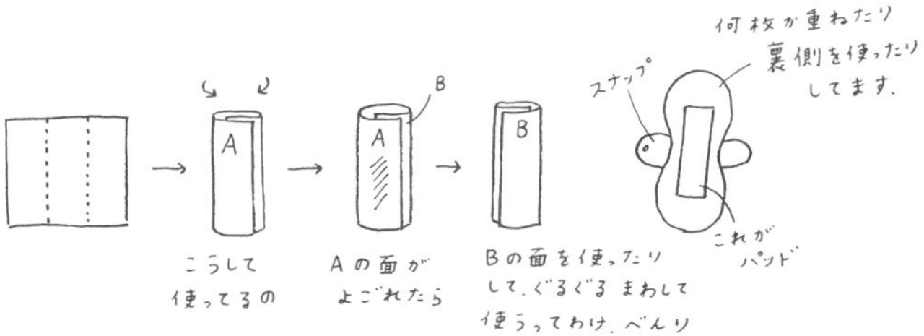

A
B
A
B
スナップ
何枚か重ねたり
裏側を使ったり
してます.
これが
パッド
こうして
使ってるの
Aの面が
よごれたら
Bの面を使ったり
して、ぐるぐる まわして
使うってわけ、べんり

③わたしが愛用しているナプキンは、一枚で四角いかたちのものと、スナップつきのもの。両方を組み合わせることも

あと、みんなが、すごくいやだなあって思うのが洗濯のことかなって思うけど、これもね、試してみるとわかる。お風呂に入っているときに、ばしゃばしゃって下洗いしてしまうの。

あとは、セスキ炭酸ソーダの「アルカリウォッシュ」とか、そういう洗剤を使うのもおすすめ。本当によく落ちる。自然食品店やネットの通販で買うことができるよ。ちなみにわたしは、ふつうの石けんを使っている。あとは、⑥ソネットのシミとり石けんというのがあって、それがすごくいいの！　それでごしごしやっておくと、たい

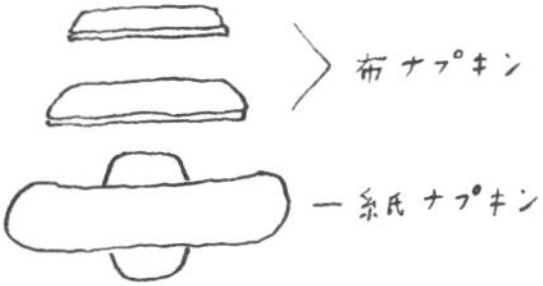

④こんな感じ。いずれ紙ナプキンを布ナプキンにしていく

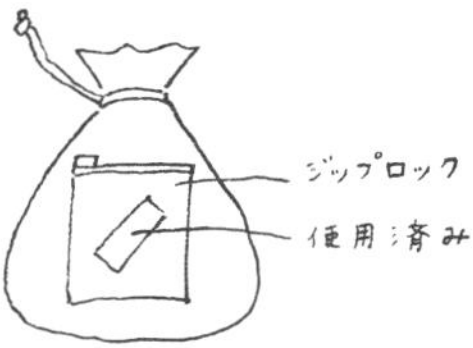

⑤こんな感じ。布だとにおわないし、ジップロックだったら心配ないはず

⑥ソネットのシミとり石けん『ナチュラルゴールソープバー』ソネット www.sonett.jp/
㈱おもちゃ箱でも入手可能

ていは落ちる。

今ではは石けんすら使わず、お湯だけで下洗いして、洗濯機にかけているよ。

生理が楽になった！

ちなみに、布ナプキンにして、すごくいいことをいくつか。

・紙ナプキンをいくつも持ち歩かなくてよい
・トイレの汚物入れが消える（最高！）
・におわなくなった
・エコでもある
・からだの最もデリケートな部分であるところの一部が、やさしい布に包まれていることでそこはかとなく感じる安心感がある

そして何より

・生理が、4日くらいでスパッと終わるようになった
・PMS（月経前症候群）が消えた

です。わたしのまわりで、生理が重かったけれど、布ナプキン使いはじめて軽くなったっていうひと、ふしぎとたくさんいるよ。生理が正常になって、快適に元気になったってひともいるし、妊娠したひともいる。まさにね、あたらしい自分になったってわけ。

紙を布にしただけで、「えー、そんな自分があたらしくなるなんて」って思うでしょう!?　でも、本当に、これは、変わる。
⑦大事な部分を、大事に扱うことって、ちゃんと、そのほかの部分にも気づかないうちに影響するんだね。自分を大事に扱う第一歩になるのだと思う。

とにかく、ポイントは、最初からすべて布にしようと思わないことだよ。
⑧はじまりの一日とか、最後の一日とかからスタートするのがおすすめです。

ほろ苦いナプキンの思い出

ぜんぜん関係ないけど、ナプキンといえば思い出すはなしがある。

昔ね、雑誌を創刊することになって⑨、その大事なプレゼンテーションを出版社にしにいったことがあるの。

テーブルについたのは、出版社の社長（男性）と社員、そしてわたしと同じチームのひと。
数日間準備してきた資料を出して、ホワイトボードに図を描いて、現代社会においてなぜ、その雑誌を出す必要があるか（おおげさ！）、わたしが説明することになっていたのね。

それで、今出ている女性誌を社長さんたちに見せるべく、

⑦これは、布ナプキンだけでなく、たとえば、石けんを手づくりしてみるとか、そういったことでも、同じことだと思ってます。ものを買うことで端折っているようなことを自分自身の手でやってみるようになると、自分に変化が起こります。わたしのおすすめは、石けんづくりのほかに、身近なところでは、ドレッシングを自分でつくること

⑧実はわたし、最後の日とか、もともとあまりナプキンしなかったんです。パンティをしっかり洗えば済みますものね。そういうお気楽なスタンスがわたしは好きです

5～6冊、テーブルの上に出したのね。

そうしたら！

何が出てきたと思う？

何が出てきたと思う？

紙ナプキンが３個。

……。

本当に、なぜだかはわからないのだけど（だいたいそのとき、生理じゃなかったし！）、雑誌を入れた紙袋に、紙ナプキンが入っていたわけ（サイアク!!）。

⑨『マーマーマガジン』（フレームワークス、その後エムエム・ブックス＝刊）の前身ともいえます。2冊出ました。ヨガ、前世療法、南インド料理……とにかく、すごくいい内容だったんだから！

しかも、おそろしいことに、それは夜用で、超デカサイズだったのよ（泣）!!!

もうね、紙ナプキンはトラウマだね。
まあ、だからって、布ナプキンにしようといっているわけじゃないのですが。

（というのも、ぶかぶかのパンツをはいていて、歩いていて、布ナプキンを道路に落としたこともあるくらいだからね！　こっちもサイアク！）

ちなみに、その紙ナプキンが、外に出たとき、どうしたかというと、誰もツッコミを入れてくれなかったから、そうっと、消え入るような声で、「すみません」っていって、袋に戻し、もう真っ白になった頭で、ホワイトボードに図を描いて、説明したよ。
顔はずっと真っ赤なままね！
あーあ。

ちなみにそのプレゼンはみごと通って雑誌も創刊できたけれども。数年後にその会議に出席していたスタッフのひとに聞いたら、「生理用ナプキンが出てきて、このひといいひとだなあって逆に信頼できた」だってさ。何が好印象になるかわからないものですね！

あ、はずかしいといえば。

コンビニとかへいって、紙ナプキン買うじゃない？
それで、紙袋に入れてくれるでしょう？
あれは、少しいただけないなあって思う。
すごく生理が悪いことみたいだもの。
必要ないのに「すんません」って気持ちになっちゃう。

どうも、わたしのまわりの男性たちに聞くと、生理って、こちらが思ってるほど、なんとも思っていないみたい（あくまでわたしのまわりのひとたちは、ですけれども）。

生理って、本当に、⑩からだの掃除をしてくれるものだから、その期間はやっぱり快適に過ごしたいし、なんか、「やだなあ」っていう方向のものじゃなくて、「ああ、今月もありがとう！」というか、「今月も浄化をお世話さま」という気持ちで、いたいものだなあって思います。

⑩アーユルヴェーダによると生理はすばらしいからだの浄化なのだそうです。生理の時期をよりよく過ごすって、心身の浄化と深く関係しているのですね

今興味のあるあれこれ

そうそう、もうひとつ。
生理で、今、わたしがもっとも興味があるのは、

◎月経血コントロール

と

◎ムーンカップ⑪

なんだ。

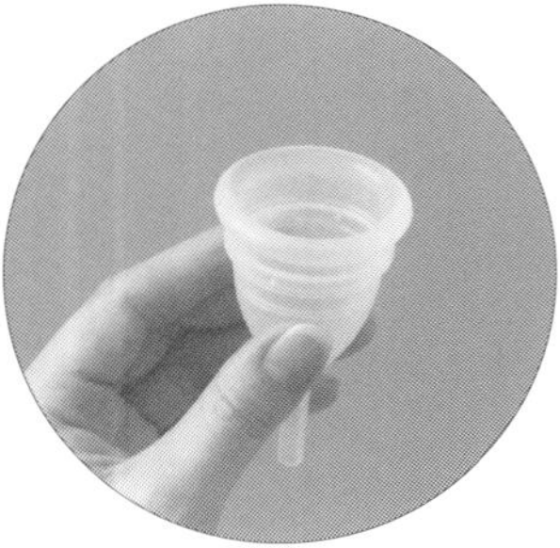

⑪ムーンカップ。ウェブで手に入れることができます。

月経血コントロールというのは、まるでおしっこみたいにね、トイレやお風呂の時間に、外に出せるようになるってやつ。

わたしの知人で、ぜひこのコントロールができるようになりたいと、わざと会議の日に、ナプキンをせずに（！）、替えの下着ももたずに（！）長時間の会議に臨み（！）、服まで真っ赤にしたという（笑）、つわものがいますが、まあ、わたしはそんな挑戦はできないけれども、ふだんは少なくて、トイレなんかでしっかり出せるようになると本当にいいなあって思う。

⑫水洗トイレで用を足す猫のごとく、ね。

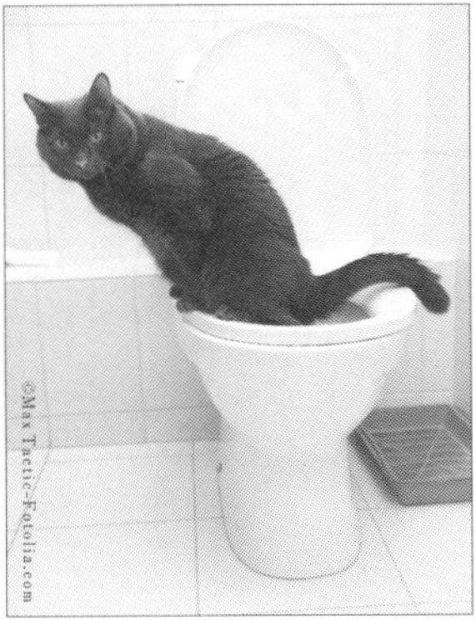

⑫こんなイメージ

昔の女性は、和装でからだの使い方も違っていて、自然に膣口を締めることができたから、特に[13]そういうことができたという報告がありますが。
実は！
だんだんと、わたし、そうなってきてます（自慢！）。

ムーンカップは、シリコンでできたカップを、膣の中に挿入しておくというもの。8時間くらいなんともないのだって。わたしのまわりでは、もはや、布ナプキンではなく、ムーンカップに注目が集まってる。

とにかく、からだが楽なんだってさ。

あと、あくまで想像だけど、あそこの管が広くなるから、月経血が出やすいのじゃないかなって思うのね。わたしの友だちなんか、結婚して3年間妊娠しなかったのだけど、ムーンカップしたら、翌月に妊娠したのね。ムーンカップ妊娠、と呼ばれている（笑）。

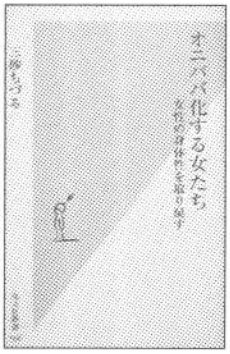

⑬かつて女性は、月経時に、排泄をコントロールできたといわれています。『オニババ化する女たち』（三砂ちづる＝著　光文社＝刊）などに載っています

素人考えだけど、⑭管が広がって、可能性が広がったんじゃないかなって思ってるんだ。
なんか、おおらかでいいよね、そういうのって！

関東には、ナチュラルローソンっていう、自然派のコンビニがあるのね。わたしはそこがとても好きでよく行くのだけど、⑮そこに布ナプキンが並びだしたら、すてきだなあって思う。

もちろんね、紙ナプキンを悪くいうわけじゃないの。紙ナプキンによって、女性がどれだけ助かってきたことか！　大げさでなくて、女性の社会での活躍と紙のナプキンの普及はきってもきれないことは、想像してみればすぐにわかるよね。

あと、紙ナプキンの会社に勤めているひとだってたくさんいる。
そのひとは、おうちを建てて、小学生の子を2人育てて

⑭まあ、そんなわけないと思いますが！　でもわからないですよね（笑）。本人は、ムーンカップになって、生理がとにかく楽になって、周期が正常になっていって、そのせいだといっていました

⑮これは2011年時点での話。現在はナチュラルローソンの店舗によっては売ってるようです。なお、数年前から東京の原宿などにあるごく一般的な雑貨屋さんでも布ナプキンは並ぶようになっていて、うれしい変化だなあ！　と思っています。

いるかもしれない。そういうことを考えるとね、一方的に「布ナプ！」「布ナプ！」（イメージは、プラカードをもって行進している感じで）といって、紙ナプキンを排除するのはすごく窮屈だよね。

必要なときは紙ナプキンも感謝して使いながら、布ナプキンと両方を上手に併用しつつ、からだと地球にやさしいものが少しずつ増えていくといいなあ。

たくさんの女のひとの生理中に、たくさんの女性の性器が、あたたかくてやわらかい布に守られているって、想像するだけでもほっとする。

なんか、そういうやさしい発想こそがあたらしいって気がするんだよね。社会全体もそんなふうになっていったらどんなにいいだろうって思います。

☆今日すぐにできること
自分なりに布ナプキンの情報を集めてみる

◇近いうちにできること
布ナプキンを購入し、生理の最初と最後に使ってみる
休日のみ布ナプキンにしてみる

♡将来おすすめしたいトライ
生理期間ずっと布ナプキンで過ごす

月経血コントロールを実践する
ムーンカップを使う

◎おすすめの本
『排経美人のすすめ』(才田春光＝著　地方・小出版流通センター＝刊)
『布ナプキン こころ、からだ、軽くなる』(ユーゴ＝著　産経新聞出版＝刊)
『自由な自分になる本——SELF CLEANING BOOK2』(服部みれい＝著　アスペクト＝刊)

◈おすすめのお店
HIMITO(光水土)
石川県金沢市中川除町51
076-224-3730

メイド・イン・アース　直営店
ホーム・ルーム　自由が丘店
東京都世田谷区奥沢7-3-10
T-STYLE 自由が丘1F
03-5758-6639
www.made-in-earth.co.jp/

マーマーなブックス アンド ソックス
murmur-books-socks.com/

色や素材選びで自分が変わる

服の
はなし

みんなは、おしゃれって好き？

毎日着る洋服って、ただかわいいだけじゃなくって、

実は、いろーんな意味があるんだよね。

あたらしい自分になっていくための、

ひとつの重要なギアとしての

服のはなしもしてみようと思います。

服でエコをやろうと思った

おしゃれが好きかきらいかといったら、本当に、大好きで、ティネージャーのころなんて人生が、『オリーブ』①が刊行される毎月3日と18日を中心にまわっていたほど、おしゃれに夢中、だったのです。

が！　恥ずかしいけれども、服の素材について注目するようになったのは、ここ数年のこと。そう、「あたらしい自分」にコミットしはじめてから、のことなんだよね。

わたしのきっかけは、『マーマーマガジン』を立ち上げたことだったのです。

もともとは、ファッション誌のライターをするうちに、たまたま行ったオーガニックの取材がおもしろくて、どんどんとそちらの世界にハマっていったのだけれども、「さて、雑誌を立ち上げるから、お金を出してくれるところを探そう」と思って、考えてみたところ、「エコ」

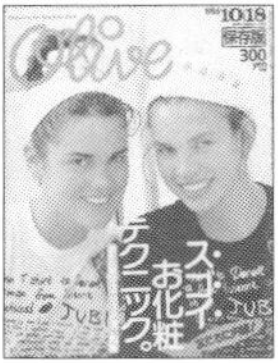

①『オリーブ』（マガジンハウス＝刊）1982年創刊、2000年休刊。リニューアル後2003年休刊。わたしは中学2年生くらいから読みはじめて、20代後半まで読んでいました。当時は、3日と18日が発売日でした

に関して少し後れをとっているような業界がいいなって思ったのね。

で、ぼんやりと考えてみたってわけ。

食品は……有機農産物は一般的になっていたし、
化粧品……自然派の商品をよく見かけるようになっていたし、
車は……プリウス、なんてのも、有名になってきてたし、
住宅……エコ住宅、というのもよく聞きはじめたりして、

うーん、はたしてどういう産業が、エコ化が遅れてるかな？って考えてみたんだよね。

というか！

エコ系の雑誌つくるなら、もう充分エコ化している業界に呼びかければいいじゃん！　というツッコミもあるかもしれないけれど、どうせ雑誌をつくるならば、そのお金を出してくださるクライアントさんもいっしょにエコ化していけるところがいいなって漠然と思っていて、ふと頭にうかんだのが、[2]「服」の世界だったのです。

それでね、トライしてみたら、2社目で、幸運なことに手をあげてくださった[3]アパレルグループがあって、ちょうど、エコの取り組みをしたいと思っていたブランドが

あり、いっしょに本をつくり、それと同時に、服のエコ化をすすめていこう、ということになりました。

オーガニックコットンを知って

で、服のエコ、服にとってのオーガニックってなんだろう？　って思ったときに、まず出合ったのが、「オーガニックコットン」④なの。

オーガニックコットンのことを取材するうちに、じっくりとファッションというものについて考えるようになったのね。

たとえば、コットン100％の服っていうと、なんだかナチュラルっぽい、ってイメージがあったりするよね。

②現実的に数値化して、何がどう進んでいて、何がどう遅れているなどと調査できたわけではなくて、あくまで皮膚感覚なのですが

③ベイクルーズグループ。『マーマーマガジン』はこのグループ内のFRAMeWORK（フレームワーク）から創刊。現在は独立し、編集部のあるエムエム・ブックスから発刊されています。

④3年以上農薬・化学肥料を一切使わない土地で、育てる過程でも一切の農薬・化学肥料を使わずに育てられたコットンのこと。『マーマーマガジン』2号、6号で特集をしました

でもこれが、100％ＹＥＳっていえないんだよね（ショック！）。

コットンって、大量栽培するときに、ものすごい量の農薬をまくの。しかも、もともとコットンって、手摘みで収穫していたんだけど、大量に収穫しようと思うと、一度にたくさん枯らせて、綿花を落とすのが効率的なんだよね。

そのときに、⑤散布されるのが、ベトナム戦争でも使われていた枯葉剤なの。

インドのコットン農場へ行くとね、原因不明の病気にかかっているひとを、たくさん見かけたって、オーガニックデニムを推進している「リー・ジャパン」のディレクターで取締役の細川秀和さんが話してくれた。

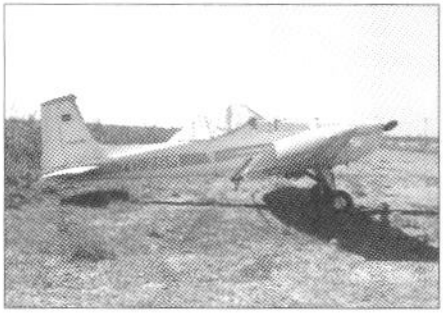

⑤農薬がこのような噴霧機で散布された後、農家のひとびとは、1週間畑に入らないということもあるそうです　写真提供 リー・ジャパン

しかもね、わたしがさらにかなしいなって思ったのは、農家のひとの借金の問題なの。コットンを大量生産するためには、どんどんハイブリッドの種を入手しなくてはいけなくて、そのハイブリッドの種というのは、農薬とセットで売られているのね。

つまりは、種と農薬を買うために、毎年、農家のひとはすごくたくさんのお金がいるわけ。

そうして借金が重なっていき、自殺するひとまでいるのだって。

うーん。

土地がオーガニックだと、まず農薬がいらない。農薬がいらないから、農家のひとが病気にもならない。土もへたばらない。そして、土が丈夫だと、⑥同じ種でずっとコットンが採れるの。毎年高いお金を出してハイブリッド

⑥オーガニックコットンの畑では収穫した種から翌年もコットンを育てることができます。一方、ハイブリッドの種は大量に収穫できるなどの利点はありますが、翌年はそこから採れる種でコットンが育たないため、毎年種を買い続ける必要が出てしまいます

な種を買い続ける必要もない。

ね、いいことだらけだよね。

もちろん、オーガニックでコットンをつくるのは[7]手間ひまがかかる。

でもさ、オーガニックであるということは、それだけ付加価値がついて高く売れるわけ。オーガニックの認定を取る審査の中には、児童労働をしていないこと、という項目が含まれる場合もあるから、搾取の問題だって、加担しなくてすむ。

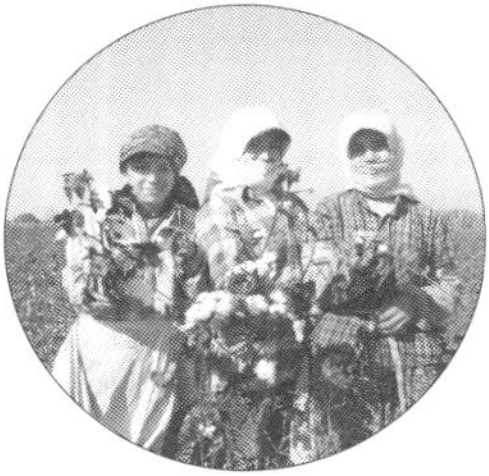

⑦オーガニックコットンは手摘みで収穫されます　写真提供 リー・ジャパン

それでね、わたしは、ふと考えたんだ。

かわいい服は好きだよ。
おしゃれも好き。
しかも安く手に入ったらなおうれしい。
でも、はたして自分は、そんな自殺者が出るような農場でつくられたコットンの服を着たいかなって。

もちろんね、今日、自分が着ている服に関わっているひとたちや土地がどんなものなのか、調べようもない。

「かわいい」ほうを優先したいときもある。「安い」が心底助かるときもあるよね。

でも、10枚、いや20枚買ううち、1枚だけでも、オーガニックコットンを選んでみようかなって思うようになったの。

そうやって、素材のことを知るうちに、少しずつ、少しずつ、ファッションも変わっていったんだよね。

素材が変わってきた

オーガニックコットンに関していえば、いちばん取り入れていったのはタオルかな。⑧タオルはどんどんオーガニックコットンになっている。

あと、そういう素材を気にしはじめたら、冷えとり健康法をしていることもあって、肌にあたる部分は、オーガニックコットンか、シルクのものが増えていったの。
そうやって、今では、ほとんどがシルクかオーガニックコットン。

もちろん、下着も変わってきた。

本当に、前はもう、下着のことを完全に軽く見てた。ぜんぜんイケてなかったなあって思うけど、みんなに見えるほうが先で、下着ってあとまわしだったのね。

でも、オーガニックコットンのことを知りはじめて、コットンづくりに携わっている遠くの誰か、のことを考え

⑧わたしは、「メイド・イン・アース」のタオルと、「パノコ」のオーガニックコットンパフを愛用しています。一般のコットンとの見分けはつかないとよくいわれますが、使ううちに、オーガニックコットンの味のようなものはわかってくるように思います。「メイド・イン・アース」（141ページ）、「パノコ・トレーディング」www.panoco.co.jp

るようになったら、今度は、自分の肌のいちばん近くのものについても気になってきたの。

⑨インナーウェアを大事にするって、布ナプキン同様、まさに、自分のことを大事にするってことなんだと思うんだよね。

遠くの誰かを大事にするようになったら、自分のことも大事にできるようになったって、なんだかおもしろいなあって思うんだ。

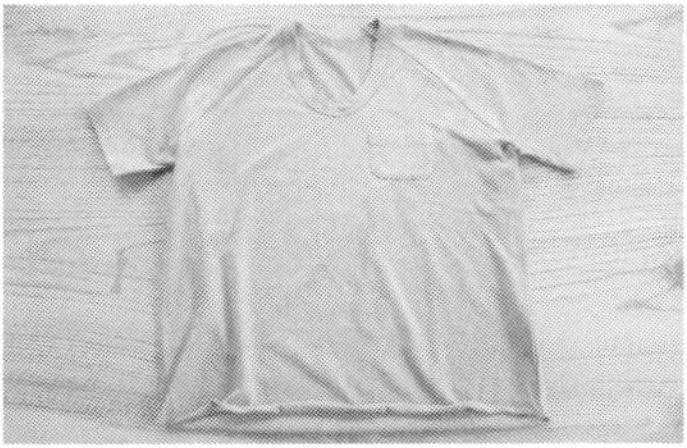

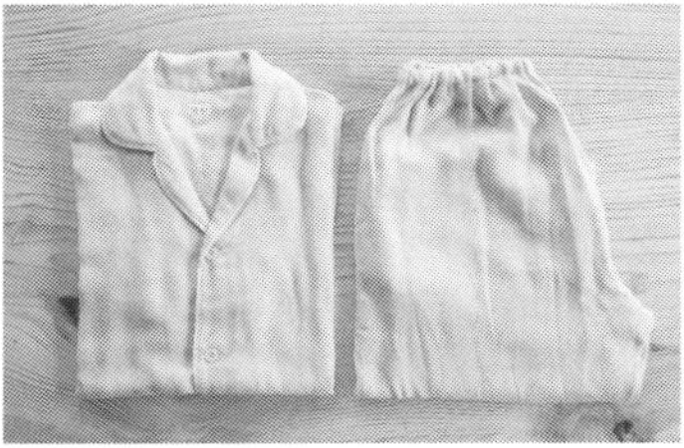

⑨この本の発刊当初よりもオーガニックコットンの製品をあちこちで買い求めやすくなっているようです。『マーマーマガジン』でもオーガニックコットンを使ったアイテムをデザインしたりセレクトしたりしてご紹介しています。くわしくはマーマーなブックス アンド ソックス（murmur-books-socks.com/）をご覧ください

わたしの好きなファッション

さて、わたしの好きなファッションのことをすこしお話ししてみようかな。ひとには「これ」というはっきりした世界観があって、とても統一感があるひともいるよね。でも、わたしはいくつかある。いくつかの世界を楽しむのが好きなんだよね。

まず、ラルフローレンとかブルックスブラザーズのようなアメリカのトラッドな世界はなんといっても好き。ウディ・アレンの『アニー・ホール』⑩の中でダイアン・キートンが着ているような服ね。男物のチノパンツとか。ラフなチェックのシャツとか。真っ白いシャツがちゃんと似合うというのも本当におしゃれなことだと思う。ジャケットをパリッと着てたらとってもセクシーだしね。

一方、ちょっとトンがってるね、みたいな格好も好き。

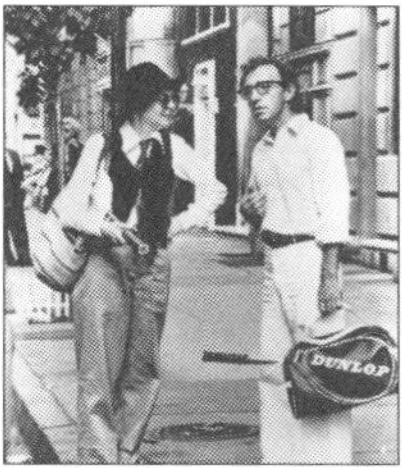

⑩映画『アニー・ホール』（1977年／アメリカ）より。ウディ・アレン演じる風采の上がらない芸人と魅力的な女性（ダイアン・キートン）の、出会いから別れまでをユーモラスに描いたラブ・ストーリー。ウディ・アレンも本当におしゃれです

80年代の日本のバンド、ジューシィ・フルーツのイリアさんが着ていたような服。ミニスカートで白い靴下をはいているみたいなイメージ。ブランドでいえばアメリカンアパレルみたいな服、かな。強い色の取り合わせとか。ショートカットでコケティッシュ、みたいな感覚。

もちろん、今回のはなしにつながるけど、すごく素材のいい服たちも好き。⑪民族の香りがするような服といったらいいかな。でも、それを「そのまま」着るというよりは、少し都会っぽい感じに着るのがいいなって思ってるんだ。刺繍が不思議な感じで入っていたり、かたちが民族調だったりとかは本当にかわいいと思える。

さらには、いつもしてみたいと思っているのは、すごくコンサバな格好。今なら、ひざ丈のタイトスカートにレーシーなブラウスとか。冷えとり健康法をしているから、なかなかはかなくなったけど、パンプスも本当はすごく好き。

古い映画にはお手本がいっぱいで、そういう視点で映画

⑪このテイストで、わたしが好きなお店は、グランピエ、ぐらするーつ、えみおわすなど。グランピエ青山店 東京都渋谷区神宮前3-38-12パズル青山 03-3405-7269 www.granpie.com/、ぐらするーつ 東京都渋谷区宇田川町4-10ゴールデンビル1F 03-5458-1746 grassroots.jp/、えみおわす emiowasu.com

を見るのもおもしろい。ジョン・カサヴェテス監督の妻、ジーナ・ローランズみたいに、いつかは大きなカールにトライしたいっていつも思っている。上品でグラマラスであるって本当にかっこいいことだと思うんだよね。

そしていつも戻っていくのは、真っ白いタンクトップとデニム、みたいな服。食べものでいうと、塩むすび、クラシックでいうと、モーツァルトみたいな、基本中の基本。イメージでいうと『ジュ・テーム・モワ・ノン・プリュ』のジェーン・バーキン⑫とか、『汚れた血』のジュリエット・ビノシュ⑬とか。ちょっとフレンチシックみたいな服だね。まあ、このあたりは、もろ『オリーブ』の影響だと思うけど。本当によくできたファッション誌って、いつ見てもかわいいから、いまだに眺めたりしているよ。

というわけで、お気づきの方も多いと思うけど、ファッションを決めるときは、古い映画とか、古いＣＤのライ

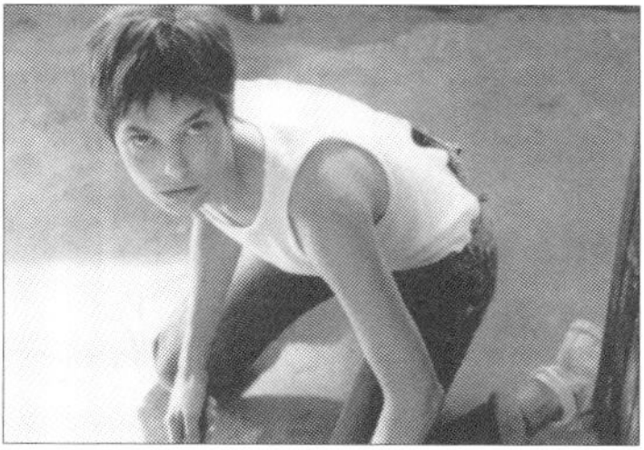

⑫ジェーン・バーキン、映画『ジュ・テーム・モワ・ノン・プリュ』（1975年／フランス）より。ホモセクシャルの青年ふたりと三角関係に陥る少年のような娘役に胸キュン

ナーノーツに入っている写真とか、⑭古い雑誌や⑮好きな人物の写真集からヒントを得ることがとても多いね。ピン！　とアイデアが浮かぶときってすごくひりひりして楽しいの。

おしゃれって、バンドでライブやるようなもので、毎日簡単にできる自分というものの表現だから。かといって力入りすぎててもかっこわるいし、でも、誰に見せるというのでもなく、自分が楽しいという感覚でいるひとは、

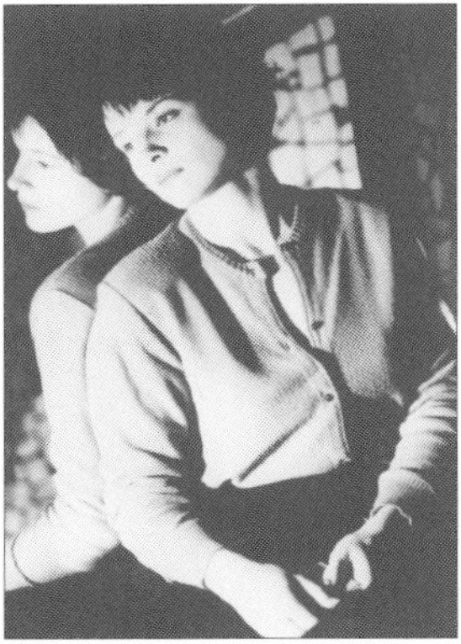

⑬ジュリエット・ビノシュ、映画『汚れた血』（1986年／フランス）より。主人公の少年を犯罪に引き込む運命の美少女役。赤いカーディガンは何度もマネしてます

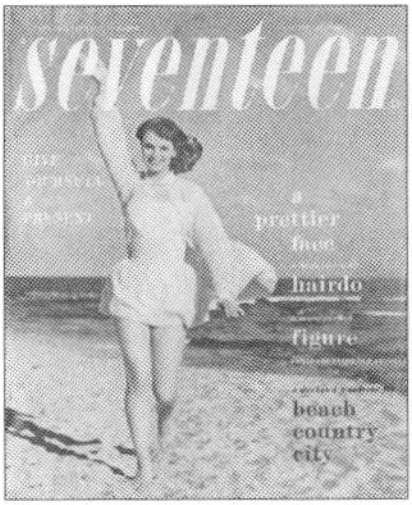

⑭1960年代の『seventeen』

どんなジャンルのおしゃれであれ、クールだなあってよく思うよ。

いちばんのおしゃれって

いずれにせよ、もう絶対に、といっていいくらいのファッションのこたえは、「自分らしい服を着る」ということにつきると思う。何がセクシーって、何が魅力的って、そのひとらしさが全開に出てるとき、ひとは「すてきだなあ」ってほれぼれしちゃうんだよね。

何風だからすてき、って思うわけじゃない。

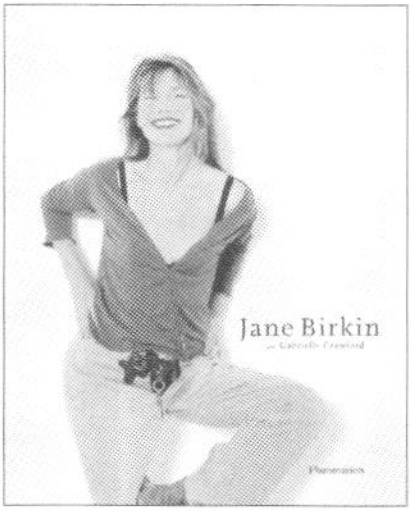

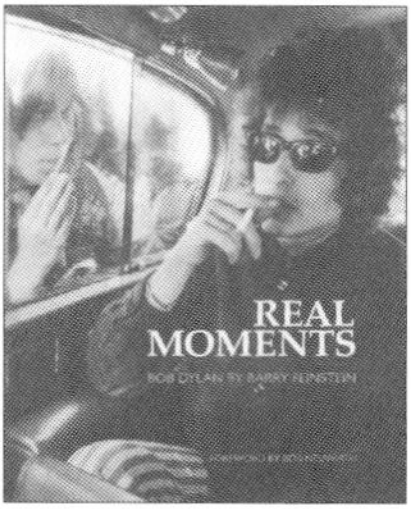

⑮『Jane Birkin』(Gabrielle Crawford＝著 Flammarion＝発行)、『ボブ・ディラン写真集 時代が変る瞬間』(バリー・ファインスタイン＝著 ブルース・インターアクションズ＝刊)、男性のファッションも参考になることがとても多いです

「モテ服」を着るから、モテるわけじゃない。

「そのひと」が、がつん、と表現できているときに、すごくすてきになるんだよね。

で、よく観察してみると、というかわたし自身もそうだったんだけど、自分らしさを全開にしているひとって、そうたくさんいるわけじゃないなあって思うのね。

自分らしく服を着るには、自分をよく知る必要があるから。

ひとってそんなに自分のこと、わかっているわけじゃない。
「自分のことを本当の意味でわかる」って、「悟る」こととほぼ同義だと思うのね。だから、それくらい、自分のことを知るってたいへんなことだし、深い。

まあ、もっとも登りがいのある山、という感じだね。
どの山よりも。

でもね、服は本当にそのヒントをくれるものだと思ってる。

友だちをスタイリストに

で！
わたしがおすすめするのは、友だちにスタイリストになってもらう、という方法なの。

もし、あなたが、次のシーズンに、服を買おうって思っていたら、思い切って友だちに選んでもらうの。
傍目《おかめ》八目《はちもく》、なんていうけど、ひとのほうが気楽に、わたしらしい、ということを察知してくれる可能性が高いんだよね。それで、選んでくれた服で気にいらない場合は、ムリすることないけど、でも着てみるのってすごくいいと思う。

自分って自分で思っているよりもセクシーかもしれないし、もっとキュートなのかもしれないし。ね、ぜひやってみて。

黒を着ないわけ

あとね、これは、本当にふしぎな現象なんだけど、自分が自分らしくなっていくときに、それはどんなひとであっても、なんだけど、黒を着なくなる、ということが起こりはじめるよ。

「えー！？　黒がすごくそのひとらしいってことってあるよ！」

という声もあるかもしれないね。川久保玲さんが黒を着ているのって本当にかっこいいし、オノヨーコさんも似合ってる。でも黒って、逆にいえば、それくらいむずかしいってことなんだよね。

賢者の黒。
威厳の黒。

なんか、そんなイメージ。

黒を着こなして、似合うというふうになるのは、ある種の聖職者化することというか、これまた悟りの境地に達する必要があるというか、そんな簡単なことじゃない気がするのね。

そうじゃないひとが着る黒というのは、これはあくまでわたしやまわりのひとの場合なのだけど、

☆自分のなかに隠したいことがある

という場合が多いみたい。
もしくは

☆自分のなかにあいまいな部分がある

とかね。

まだ本当の自分を見つめる勇気がない、とか、あとは、その「賢者の黒」を先走って着てしまっているか……つまりプライドが高いってことだけど……とにかく、自分の胸のうちを隠しておきたいという気持ちがあらわれているみたいなんだよね。

というのも！

わたしも以前、よく黒を着ていたの。
そうしたら、わたしの師のうちのひとりがね、こういったんだ。

「だんだん黒を着なくなるよ。少なくとも僕はそうだった」って。

確かにいわれてみれば、そのひとは黒い服を決して着なかったんだよね。もう隠すことがなかったからなのかな。
で、その暗示にみごとかかったのかはわからないけど、そのことばをすっかり忘れてしまって日々すごすうちに、気づいたら！　クローゼットから自然に黒色の服がなくなっていたの。本当にふしぎ。

そうなってくると、もう黒自体も着られなくなってしまった。

確かに、黒を着るのって、礼服か制服か……。

厳粛な儀式の場、あるいは学校のような場で、全体に合わせて自分をなくさなくてはならないときか、あとは、悲しみのときなんだよね、よく考えてみると。

⑯自分が堂々と自分自身であるときには、（賢者をのぞいては）黒よりももっとふさわしい色があるのかもしれない。

服から、あたらしくなる

まあとにかく、それくらい、外側というのは、内側の反映だってことだよね。
だったら、逆に、部屋の章（110ページ）でもお話ししたように外側を変えることで、自分自身が変わっていくっていう方法もおもしろいと思う。気楽っていうか。

⑯ちなみにですが、わたしは白を着る機会が自然に増えました

どうかな？

次の休みには、友だちをスタイリストにしてみてもいい。あと、ふだんの日に、黒を着たときどういう気持ちだったかふりかえってみるのもいいね。そして、服を着るという方向から、あたらしいことを、ひとつふたつ、はじめてみるの。

そしてね、ここからが重要なポイント。
友だちがあなたのことを、ほめてくれたら、謙遜なんかしないで、「ありがとう」ってそのことばをぜひ受けとめてみてね。

さあ、明日は何を着ようか。

あたらしくなるチャンスは、実は毎日、めぐってきているのかもしれないね。

☆今日すぐにできること
クローゼットを整理する

◇近いうちにできること
友人にスタイリストになってもらって、服を購入する

♡将来おすすめしたいトライ
オーガニックコットンやシルクの製品を買ってみる

◎おすすめの本
あなたの好きなひと（女優、ミュージシャン、作家など）の写真集や自叙伝

註⑩、⑫、⑬　写真協力（公財）川喜多記念映画文化財団

3
こころ、そして
たましいから
あたらしくなる

自分の望みをなめらかに現実化する

アファメーション

あるころから、自分が発することばって、
本当に大事だなって気づきはじめたんだ。
さらには、「アファメーション」という方法があって
なにか叶えたい願望がある場合に
願望を肯定的にいう、というものなんだけど、
これをはじめたらおもしろいことが起こるようになったの。
ことばがあたらしくなると、自分もあたらしくなる。
あたらしい自分になっていくときの、
とっておきの方法だよ。

願望を叶えたいなら

何か叶えたい希望がある、なりたい自分があるときに、できることっていっぱいある。ここまでに紹介したからだをよくする方法や部屋を浄化するはなしは、もちろん、そのひとつ。からだや外側の状況が整っていくと、こころが明らかに変わるし、こころが変わっていくと、自分も変わっていくのはまちがいがないんだよね。

なかでも、ホ・オポノポノ①（197ページ）は、おすすめ。願望という「記憶」をクリーニングしてゼロにすれば、願望以上——想像を超える世界が待っている。

ただ、ちょっぴりむずかしいナと感じた人に、ホ・オポノポノに出合う前にやっていた方法をご紹介するネ。それがアファメーションという方法なの。もちろんホ・オ

①ホ・オポノポノのメカニズムがわかるということ自体、また実践してみようとこころに決めること自体が、完全に自分を手放すことである、とわたしは解釈しています。エゴが強いうちはなかなか理解が難しい内容のように思います（もちろん、やることでエゴを手放すことができると思いますが）

ポノポノがよくわかるひとは、ぜひぜひホ・オポノポノをやってみて。ホ・オポノポノもやってみる、アファメーションもやってみる、ということでもよいと思うけれどもね。

すでに叶ったようにふるまう

アファメーションっていうのは、「肯定」とか「断言」という意味。自分の願望を宣言して、現実に叶えていくというものなの。

たとえば、こんなはなしを聞いたことがあるの。

ある歌手のひとがね、まだ売れていないころから、すごく高い服を着て、もう売れているかのようにふるまっていたのだって。俗にいう、「引き寄せの法則」[2]だよね。

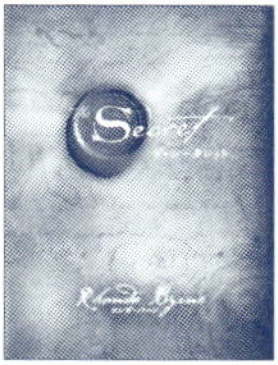

②「引き寄せの法則」については、たくさん本が出ていますが、最初に読むならこの本がわかりやすいでしょう。『ザ・シークレット』（ロンダ・バーン＝著　山川紘矢、山川亜希子、佐野美代子＝訳　角川書店＝刊）

でも、もし、

「ああ、売れたいな、売れている歌手になりたいな」

ってそのひとがいってしまったとするじゃない？
（実際に、そういうことって口に出してしまいそうだよね）

すると、天は、「現在売れていない状態」というのをキャッチしてしまうんだって。「売れたい」と発言するのは、「今売れていない」ということの裏返しだもんね。

そうそう、大自然の法則として、忘れてはならないことがあるのだけれども、それは

類は友を呼ぶ

っていう法則なの。

まわりの友だちとか、ぜひ観察してみてほしいのだけど、とにかく似た者どうしって集まりやすいんだよね。なんでもそう。さみしいひとはさみしいひとを引き寄せ、傷ついたひとは傷ついたひとを引き寄せる。怒っているひとは怒っているひとを引き寄せ、しあわせなひとはしあ

わせなひとを引き寄せているよ。

部屋だってそう。一部でも汚くしておくと、なんだかその周辺がだんだん汚くなっていく。会社も同じ。よく観察すると、似た課題をもつひとが集まっていたりするものなんだよね。

それで、この法則に従うと、「自分は今お金がない」という情報を天がキャッチしちゃうと、「お金がない」に関連するものばかりが集まってしまうというわけ。

でも、どうだろう？

この歌手のひとは、最初から高い服を着て、売れているようにふるまった。結果、天は、「売れている」ということをキャッチして、その歌手のひとは、実際に売れるようになったんだって。

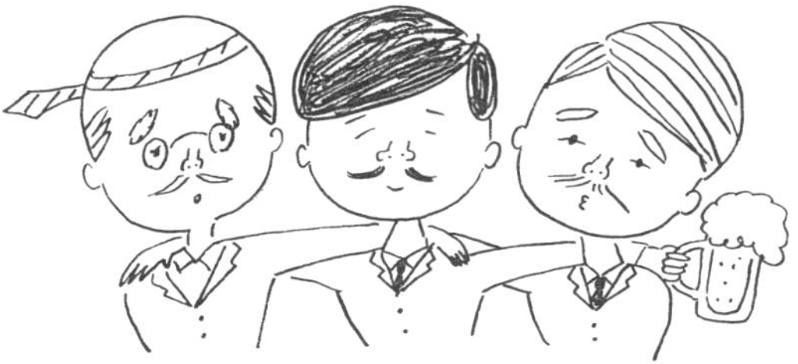

この世の中のしくみ（というか天のしくみ）って、けっこう、シンプルなのかもね。

アファメーションしてみよう

というわけで、アファメーションの方法です。
もう、とにかくいたってシンプル。

まずは、紙を用意してね。

それで、自分が実現したいなあと思っていることを書くことにします。わたしはせっかくだから、今書いているこの本についてアファメーションしようかな。

ポイントは、その「いい方」。

実現したいことを、さも、叶ったように書くんです。
完全に肯定文で、現在形で書く。

たとえばこうだよ。

◎わたしはこの本を、期限通りに書き終えます

またはこういう書き方でもいいよ。

◎わたしはこの本を、期限通りに書き終えることを知っています
◎わたしはこの本を、期限通りに書き終えることを受け入れます

あとは、

◎わたしはこの本を、とても気楽なきもちでたのしく書きます
◎わたしはこの本を、とてもみずみずしい文体で、書きます
◎わたしはこの本に、自分の体験や知ったことを存分に書き切ります
◎この本は、ひとびとにあたらしい発見をたのしい気分でもたらし、たくさんのひとびとに元気を与えます
◎この本に関わるひとは、みんなたのしくてとてもしあわせです
とかね。

このときに、大事なことがあるの。
それはこういうこと。おさらいも含めて書くよ。

1　肯定文でポジティブなことばを使う
×緊張しないで書きます
○リラックスして書きます

2　語尾は、現在形か、現在進行形を使います
×〜たい、×〜できます、×〜すべき、
×〜した、×〜するだろう
○〜します、○〜しています

3　逆の意味を含むようなことばはさける
×書き終わることを信じます
（信じていないことを暗示）
×書くことに自信をもちます
（自信をもっていないことを暗示）

4　具体的な行動や感情が入るとグッド！
×この本で世界が平和になります
（はなしがいかんせん大きすぎる）
○わたしはこの本を毎日4時間ずつ書いていき、期限の前にゆったりとした気分で書き終わります

5　他人目線はＮＧ
わたしの場合ならば、出版社の担当者にほめられる内容であるとか。

さらなる、とっておきのコツは

これが、ね。
やってみるとたのしいんです。

わたしは、いつも「わたしノート③」というものをつくっていて、ものごとの節目とか、新月の日④とか、あとはお正月とかに、続けているよ。

半年くらい経ってから、そのノートを見ると、10個くらいあったうちのほとんどが実現したなんてことも珍しくないよ。

本当に、びっくりしちゃう！

③自分のことをなんでも書くノートのこと。アファメーションのほかいろいろな計画を、このノートを使って立てています。折にふれて、ひとりでこのノートに向かう時間を取るようにしています

④昔からひとびとは、農業などをやる上で、月の満ち欠けを利用してさまざまな判断をしてきました（種まきのタイミングなど）。なお、新月は、ものごとをスタートするのによい日だといわれています

もう少しコツを紹介するね。
とにかく大事なのは、

☆ものすご〜く具体的にイメージをしてみること

なの。
わたしは、目をつぶって、それが本当に本当にそうなったときのことを、からだ全体で感じるようにイメージしたりします。あと声に出したりするのもおすすめ。からだが震えるくらい、ありありと、具体的に想像してみてね。

また、アファメーションを行っても、なかなか実現しないとしたら、どうも、その願望が満たされないことで、⑤自分が別の願望を満たしているということもあるみたい。

たとえば、期限以内に書き終わらなかったとします。でも、実はこころの底で、「時間をかけてもいいから、本当はもっと自分が納得いくものを書きたいんだ」と思っていたら、アファメーションが現実化しない場合もある。

⑤たとえば、「自分は太っているからダイエットしたい」と表面上は思っていても、こころの奥底で、「お肉をつけているほうが、（守られているようで）安心」、「異性から魅力的と思われないほうが安心」、「体重を重くすることで地に足をつけていたい」など、別の願望が強い場合は、「わたしはやせます」とアファメーションしても願望が成就しないそうです

また、アファメーションの文章をつくってみて、なにか、しっくりこないなあということがあれば、潔く変える勇気も必要だよ。

とにかく、わたしは、このアファメーションをするときは、「わたしノート」を見るひとなんていないから、じゃんじゃん、自分はこうします、ってたっぷりアファメっています！

書いたあと、ふしぎなほど、スッキリします。
おもしろいよね。

想いはやっぱり現実化する

人間って、自分で勝手にこう、こうするべき、って思い込んでいるけれど、その思い込みをはずす第一歩として、このアファメーションはとてもよい方法だと思う。

わたしがダメだから、「わたしってダメね」って思うのではなくて、「わたしってダメね」って思うから、わたしがダメになるのかもしれない……よね。

だったら、逆にしてみたら？
一円もかからないよ、っていいたいんです。

ね！

ついつい、自分が育ってきた環境だったり、これまでいわれたことばなどの影響を受けて、ものごとを「こうだ」と断定的に決めつけたり感じたりしがちだけれど、そんなのに左右されて、自分の本来のエネルギーが使えてないとしたら、本当にもったいないよね。

ただ、このときに、「変わることがこわい」⑥と思っていると、せっかくのアファメーションも実現しないことになってしまうのよね。

本当に、みんな、「変わった先」について、かなり限定して、ネガティブにとらえやすいんだよね。
たとえば、前向きに離婚しようと思っている人がいるとして、

……離婚したら、絶対に大変！
……離婚したって、どうせいいひとなんてあらわれるわけない

⑥「変わるのがこわい」と思っているひとは、実にもっともらしいいい方で問題を自分以外のせいにすることがよくあります。離婚の問題でたとえるならば、「今のパートナーのことが心配だから離婚できない」、「親に悪い」、「経済的に心配」など。しかし、本当に自分にとって離婚することが必要ならば、周囲の人や状況にとってもそれは必要なことである可能性が高いともいえます（結果、お互いがしあわせになるという意味で）

とかね。でも勇気を出したあと、すばらしい生活が待っているかもしれないし、想像を超えるようなあたらしいパートナーシップがはじまるのかもしれない……。

あなたが想像することって、それって本当かな？

これからの自分の人生をつくっていくのは、自分自身の内側の思考、想い、かもしれない。だとしたら、もう、可能性って、本当は無限大なのかもしれないってわけ。

アファメーションを自分でしだしたら、稚拙なポジティブシンキングなんかとはまるで違うことがわかってくるよ。本当に。自分でやってみないとなかなかわからないことだけどもね。

自分が変化した先というのは、自分が想像している範囲以上のすばらしいことが起こる可能性がある。

ね、ぜひぜひ、そんなふうにも想像してみて。

そしてね、わたしがアファメーションを続けて、本当にたくさんのことが現実になってきて、つくづく、何度も、折に触れて思うのは、こういうことなんだ。

ひとは、願望するから叶うのではなく、
叶うから願望するのである

ってね。「えー!?」って思うのも自由。でも実際にアファメーションしてみるのも自由だよ。ぜひ、ノートを用意して書いてみてね。

☆今日すぐにできること
自分の願望をアファメーションのかたちで紙に書いてみる

◇近いうちにできること
新月の日などに願望をアファメーションしてみる

♡将来おすすめしたいトライ
とくになし

◎おすすめの本
『レーネンさんのスピリチュアルなお話』（ウィリアム・レーネン＝著　伊藤仁彦＝訳　ナチュラルスピリット＝刊）

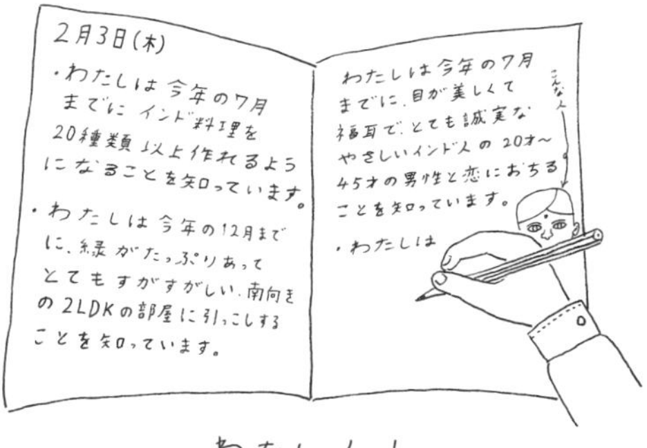
2月3日(木)
・わたしは今年の7月
までにインド料理を
20種類以上作れるよう
になることを知っています。
・わたしは今年の12月まで
に、緑がたっぷりあって
とてもすがすがしい、南向き
の2LDKの部屋に引っこしする
ことを知っています。
わたしは今年の7月
までに、目が美しくて
福耳で、とても誠実な
やさしいインド人の20才〜
45才の男性と恋におちる
ことを知っています。
・わたしは
こんな人

わたしノート

こころが強くなり、自然を味方にする

瞑想のはなし

瞑想をすることで
毎日2回、自分のスイッチを切ることの恩恵は、
ここに書ききれないほど！
こころの最高の休息であり、
最高のストレッチでもある。
そう、からだを丈夫にするように
こころも積極的に養う方法ってあるんだよね。
そんな瞑想のおはなしです。

こころが強くなる方法

こころの内側が強くなる、と聞くとみんなはどんな感じがする？

堂々とした感じ？
自信がある感じ？

安心している感じとか？

揺るぎない自分、というイメージとか？

いきいきと、たのしい感じ、というひともいるかもしれないね。

こころの内側が、しっとりと潤って、強くなっていく技術。
それが、瞑想①なの。

①瞑想には、さまざまなものがあります。わたしが行っているＴＭ（186～187ページ）、わたしのまわりでも行っているひとの多いヴィパッサナー瞑想、ヨガの中で行う瞑想のほか、ホ・オポノポノにも独自の瞑想法があります（セミナーの中で学びます）。大切なことは、瞑想法をほかの瞑想法と混ぜては行わないことです。わたしは、ホ・オポノポノを生活に取り入れてはいますが、以前からＴＭを行っていたので、ホ・オポノポノの瞑想法は取り入れてはいません。またいずれの瞑想法も独学では行わず、専門家に習うことをおすすめします

わたしは、瞑想をはじめてすぐに、「**瞑想をやっていなかったころ、どうやって生きていたんだろう**」と思ったほどだよ。

瞑想をしているひとたちを見て

わたしが瞑想をはじめたきっかけは、いろいろあるよ。

一流のアスリートとか、企業家とか、医師とか、聖者とか、偉業を成し遂げているひとたちは瞑想の習慣があることをもうずいぶん前から知っていた。

だからいつかは自分も習慣にしたいなあと思っていたの。

あと、52ページに書いたように「断腸の思い」を体験したこともあって、ストレスが来ないように過ごすという方向じゃなくて、ストレスに強い自分②になろうと思った。

そう思っていたときに、アーユルヴェーダの医師をはじめ、わたしのまわりには、瞑想をしているひとが少しずつあらわれるようになってきた。

そのひとたちがね、なんといってもすてきなの。

おおらかだし、やわらかい質があって、きまじめさがなくて、ふわっとしてるというか、ふにゃっとしてるというか。なのに、とてもおだやかで強いの。

しかもよく観察していると、シンクロニシティがすごく起こる。

よく、「**達人は、願望と成就が同時**」なんていったりするのだけど、本当にそのようにものごとが動くのだよね。

りんごがほしいと思ったら手の上に載っている。
好きだと思った相手と好きだと思ったと同時に抱き合っている。

②ちょうど、瞑想をはじめようと思ったころというのは、自分ひとりで、雑誌（『マーマーマガジン』）を立ち上げようとしていたときでした。生まれてはじめての編集長で、時間的にもすごく忙しくなるし、矢面《やおもて》に立たなくてはならないし、なにせ、いろいろな問題というものがどんどん自分に降りかかってくるだろうから、心身ともに強くなりたいと思って、創刊準備中にはじめました

そういう感じ。

それにかなり近いことが起こっているのを、瞑想するひとの様子から垣間見るに、「なんていいんだろう！」と思ったわけ。

ただ、そう思ってから、実際瞑想をはじめるまでに（これまた）2年以上かかったのだけど。

③慎重というか、ノロいというか、タイミングがなかったというか。

続けられるものをやりたくて

わたしが習った瞑想法は、④ＴＭ（超越瞑想）というもの。朝晩2回、20分ずつやる瞑想法なのね。

③いろいろなものをよく試すので、すごく素直で単純なひとと思われることも多いのですが、本当は疑り深い性格だと思います。試す前にひとに噂を聞いたり、ウェブ上の風評を見たり、けっこうしつこく調べるほうです

わたし自身は、瞑想はどういうものでもよいと思う。

ただ、

☆かならず専門家に習うこと
☆続けられるものを選ぶこと

がポイントだと思っているよ。

わたしの場合は仕事が忙しいこともあって、とにかく、一日20分を2回ということにとても魅力を感じたんだよね。そして、ちゃんとしっかり習ったことで、⑤継続することができる。

もちろん、いちばんきっかけになったのは、TMをやっているひとを見て、いい感じだなあと思ったこと。その

④トランセンデンタル・メディテーションの略。超越瞑想によって心身にもたらされる深い休息は、睡眠よりもさらに深いといわれています。TMを続けているひとには、禅の高僧が深い瞑想状態にあるときのようなユニークな脳波パターンを見ることができるという実験結果もあるそうです

⑤以前わたしは、気功法を習ったこともあり、その中で瞑想を体験しました。それもとてもよい経験でした。ただ、教室へ行ってやるもので、その場ではできるのですが、家で継続することはできず、自分ひとりで続けられるものをずっと探していました

ほかの瞑想法をやっているひとも知っていて、もちろんそのひとたちの「感じ」も好きなんだけど、自分に合っているのは、ＴＭのひとの感じ、と思ったんだ。

習って3年以上たつけど、毎日2回、よほどのことがないかぎり、欠かさないよ。オイルマッサージ同様、続けていることの恩恵を肌で感じているからね。

たのしいデートに行くのを、面倒って思わないのと同じかな。

とにかく、自分に合うものを選べるといいよね。

的《まと》の中心が早く定まる

瞑想をして、よかったことはたくさんある。

まず、原稿を書くのが早くなった。
原稿を書く作業って、的に矢をあてていくように、書きたいことがずばっとどまん中にあたるような瞬間があるのだけれど、その的にあたる感覚が早くなったの。

たとえば、おびただしい量の原稿があるとするでしょう？

10時にはじめて、時計を見て、12時に終わりたいなあって思うとするよね。「うーん、この量だと12時に終わるの、難しいかも」と思いながら、原稿を書きはじめる。

「決まった！　終わった！」って思って、時計を見るよね。

そうしたら12時きっかり。

そういうことがとても多くなったの。

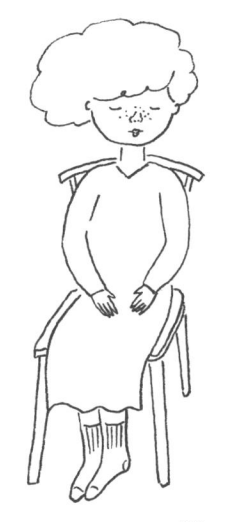

いつも調和的。ものごとが、自然にちょうどよい具合に流れる。

たとえば自分が遅刻するとたいてい相手も遅刻してくるとか。または、遅刻したことによってよいことが起こる、とかね。時間に関することではおもしろいことが本当に多いよ。

あとは、とにかく最小の力で、最大のことができるようになっていると感じる。
特に仕事の面でね。

こんなふうに本を書けるようになったのも、瞑想を続けていることの恩恵だなあって思うんだよね。

とにかく前よりも、少ない時間でたくさんのことができるようになった。これは、自分にとっても、まわりにとってもうれしいことだよね。

それから、前はね、なんだかわからないけど「さみしいなあ」と思うことが多かったのね。たとえば、秋がくると、なんとなくうら悲しくなったり、ね。

でも、さみしいとかっていう感情が特に瞑想をはじめてからなくなってきたと思う。
なんだろう、瞑想をすることで大きな自然とつながっていることを体感できるようになったからなのかな。

あとは「さみしい」と思う瞬間には、さみしいと思うような気持ちをうめるできごとが起こるせい、もあるかもしれない。

たとえば、今日ご飯[6]をひとりで食べることになっていたとするでしょう。でもなんとなくひとりでは食べたくないなあと思ったりする日ってあるじゃない？　そうすると、そう思うか思わないかのうちに、ちょうどいいタイミングで誰かから電話がかかってきて食事に誘われたりする。なんか、全体的に調和がとれてる感じなんだよね。

今この瞬間を生きる

TMでは、瞑想を毎日2回するというのは、「純粋意識」と呼ばれるものに、一日2回触れること、と説明されているのだけど、わかりやすいイメージでたとえると、テレビを2回消す、というふうにいってもいいかもしれない。

ひとがテレビだとするとね、寝ているときも、このテレビってずっとスイッチがついている状態なんだよね。ほら、砂嵐がざーってなっているみたいな感じ。夢を見ているときも意識は起きているんだって。

でも、瞑想をするというのは、このテレビのスイッチを自分自身で切る、ということなの。

あくまでわたしの感覚でいうとだけど、一日2回死ぬ、っていうイメージ。

⑥食事といえば、瞑想をはじめて食べものがすごくおいしく感じられるようにもなりました。そして、前よりも食べすぎなくもなりました。ぴたっとやめどきがわかるのも、瞑想のおかげだなあと思っています

つまりはさ、

一日2回

生まれ変わっているという感覚なんだけど（！）。

ね、タフになる⑦わけだよね。

とにかく、ものをよく忘れるようになった。

って！　ダメじゃん（笑）というひとがいそう！

そうじゃなくて、今日より前のことを、ぐだぐだと引きずらなくなったの。何か問題が起こっても回復が早い。

⑦タフになったとはいっても、もちろん落ち込むこともあるし、悲しい気分になることもあります。ただ、かつての自分と比べると、雲泥の差で、精神的には力強くなったなあと感じています。他人と自分を比べることもなくなりました

つまり、「あのときああすればよかった」って過去に生きるのでなく、「将来どうしよう」って未来に生きるのでもなく、「今この瞬間」を生きるようになったのだと思う。

自然を味方につける

この純粋意識に触れ出すと、無理に◯◯しようという気持ちが消えて、自然の流れに逆らわなくなる。

最初のほうに書いたように、不思議と時間が相手と合うようになったり、早く原稿が書けるように感じたりするんだよね。

自然の波長みたいなものが存在するとして、その波と、わたし自身がもっている波が合ってくるといえばいいのかな。

シンクロがあるときって、なんだかすてきだよね。自分の調子がいいことも多いし。

ぴた、ぴた、ってものごとが符合していく感じって、とにかく、楽なの。楽だと、機嫌もいいし、頭の回転もよくなるよね。

なにせ楽しいし。そうやって楽しくしているとさらに、楽しくなるから、また楽しいことが起こる。

こういうことの繰り返し。

しっかり瞑想をして、無邪気に過ごしていたら、自然にものごとが調和的に動いていくの。自分に必要のないひとは、自然に離れ、本当に今の自分に必要なひとたちが、あまり努力もしないで目の前にあらわれる。なんか、そんな感じ。

自分の願望が、宇宙の願望になっていく

これはアーユルヴェーダの先生に教えてもらったことばなんだけど、こんな瞬間ばかりになったら、どんなにすてきだろう！

わたしなんかは、まだその過程にいると思うけど、でも、それに近い感覚を感じる瞬間はいっぱいあるよ。

これは、瞑想をしていなければ、ありえなかった。

瞑想って、こころにとっての最高の休息であり、最高の

ストレッチなんだよね。こころを養い、丈夫にしていく技。

そして、自然を味方につける最高の方法のひとつなんだって思っているよ。

☆今日すぐにできること
一日5分でも目をつぶって何もしない時間をつくる

◇近いうちにできること
簡単な瞑想をする

本格的な瞑想をまだ習っていないかたでも、自分でできるリラックス法があります。以下は、アーユルヴェーダの蓮村誠先生がご紹介している方法です。TM（超越瞑想）ではありませんが、心身を休息させ、日常で受けているさまざまなストレスをある程度浄化することができるそうです。

1. 快適な空間で、快適な姿勢で座って行います
2. 目を閉じて、しばらくしたら、軽く自分の身体のどこか、何かを感じるところに注意を向けます。
3. 注意を向けるときに、何かを念じたり、あるいは注意が逸れないように力んだりしません

4.　注意が身体から逸れたことに気がついたら、また楽に身体のどこか感じるところに注意を向けます
5.　5分から10分程度行ったら、身体に注意を向けるのを止めます
6.　すぐに目を開けず、しばらくしたら目を開けます

『「いのち」の取扱い説明書――ココロも身体も健康になるインドの教え』（蓮村誠＝著　講談社＝刊）より引用

♡将来におすすめしたいトライ
瞑想法を学ぶ

◎おすすめの本
『大きな魚をつかまえよう――リンチ流アート・ライフ∞瞑想レッスン』（デイヴィッド・リンチ＝著、草坂虹恵＝訳　四月社＝刊）
『仕事で疲れたら、瞑想しよう。』（藤井義彦＝著　ソフトバンククリエイティブ＝刊）

■さらに深めたいひとに
ＴＭについて興味のある方は、マハリシ総合研究所（www.maharishi.co.jp/）へ

問題解決のための究極の方法

ホ・オポノポノ

「目の前の問題は、
あなたの“記憶”の再生なんだよ」
そういわれたらびっくりするかな？
どんな問題も、ひとのせいにせず、
100%自分の責任として
たんたんと「記憶」をクリーニングしていく。
誰かを変えよう、何かを変えようと思うなら、
本気で自分が変わるしかないのだという境地に立てる
そんな究極のクリーニング法です。
本当にすごいです。

ハワイの問題解決法

ホ・オポノポノって、本当にユニークな問題解決法。

だって、問題に直接かかわらないで、問題を解決しちゃうっていう方法なんだよ！　それだけ聞くと、「ええっ!?」って思ってしまうよね。

でも、やればやるほど、シンプルにして究極の方法だなあって、つくづく思う。

ホ・オポノポノはね、古代ハワイに伝わる問題解決法を、自分ひとりでもできるようにアレンジしたもの。

たとえば、かつてハワイでは、Ａというひとが問題を起こしたとするでしょう、そうすると、Ａさん以外のひとが集まって、その問題を、みんなで話し合って解決するという方法があったんだって。Ａさん抜きで、ね。

そうすると、Ａさんがその話し合いに参加していないのにもかかわらず、Ａさんの問題は解決している。問題を解決するひとは、問題を起こした当人でなくてもいい、という方法なんだ。

それを、ハワイの「人間州宝」でもあるモーナ[1]という女性が、現代風につくりなおしたのが、「セルフ・アイデンティティ・スルー・ホ・オポノポノ」。そしてその技術をモーナに直接学び、そして世界中に広めているのが②ヒューレン博士というひとなの。

ヒューレン博士は、ハワイに実在した、重い罪を犯した精神障がい者の収容施設で、「ホ・オポノポノ」を使って、本人たちを直接カウンセリングすることなく（！）、次々と退院させた経験のもち主。

くわしくはぜひこの章の最後（225～226ページ）でご紹介する本を読んでほしいのだけど、クリーニングをしていった結果、もうその施設に入院するひともいなくなり、

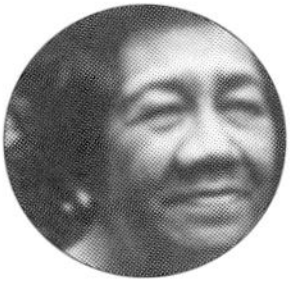

①モーナ・ナラマク・シメオナ。ホ・オポノポノを発展させたクリーニング法を編み出した女性。その指導教育者として世界中で講演を行い、国連からも招聘されたそうです

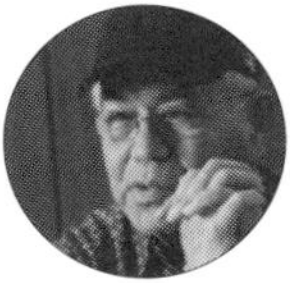

②イハレアカラ・ヒューレン博士。プロフィールは242ページへ。キャップとアロハシャツがトレードマーク。242ページから掲載の対談でお会いしたのですが、飄々としていて、こちらが思わず和んでしまうようなおおらかなムードのかたでした
①、②とも写真提供 SITH ホ・オポノポノ アジア事務局

現在はその施設自体がないのだって。すごいよね。

これ以外にも、「ホ・オポノポノ」を続けて、パートナーの病気が改善したり、25年間引きこもりだった姉が外出するようになったという例もある。

ここだけ聞くと「えー!? うそー。そんなわけないよ〜」って思うよね。

でも、これが実話なんだよね。

すべてが「記憶」と認識する

ホ・オポノポノが本当にすごいとわたしが思うのは、

問題の原因は100%自分自身にある

としている点なんだ。

起こっていることは、すべて自分の「記憶」と考えるのね。そしてその「記憶」が消去されると、問題も解決する、ということなのだけど——。

わたしのイメージで話すと、③こころの中に映写機があってね、わたしたちが見ている世の中や日々起こっていることというのは、その映写機が映し出したもの、といったらわかりやすいかな。で、その映写機に入っているテープは、原始以来、人間が行ってきた記憶がすべて録画されているわけ。それが連綿と映し出されている。

夫が病気なのも、姉が引きこもりなのも、結婚したいのに相手がいないという問題も、仕事上の問題も、近所のひととのトラブルも、たとえば今、あなたが○○○○の問題を抱えていることも（○○○○には、今あなたが問題だと思っていることを入れてネ）、自分の中の「記憶」ととらえるわけ。うむ。

今問題が起きているとするよね。それを見ている自分がいる。でも、その問題はあくまで「記憶」が再生されて

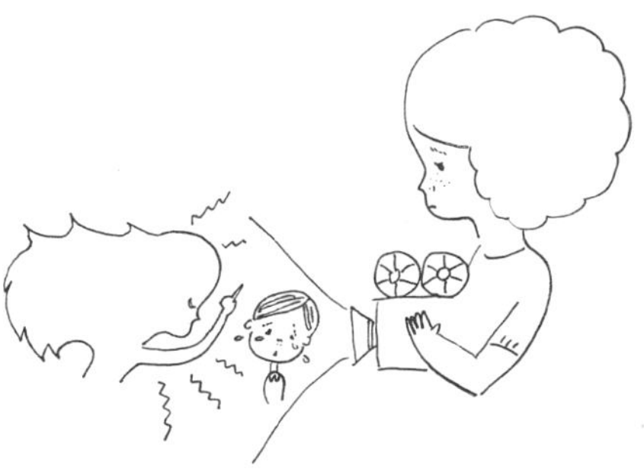

③イメージはこんな感じ

いるだけで、それをクリーニングすることで、こころの中の映写機のテープのストップボタンを自分で止めて、さらに、そのテープをゴミ箱に捨てる、というような感じ。それが、わたしの、ホ・オポノポノのイメージなのね。

そして、ゴミ箱に捨てる行為＝クリーニングの基本が、4つのことば[4]、ありがとう、ごめんなさい、愛しています、許してください、をいうこと、なのだよね。

くわしくは、ぜひ、巻末のヒューレン博士との対談と、やっぱり、何より「ホ・オポノポノ」についての本を何回か読んでほしいのだけど。

とにかくわたしは本を読んで、「自分でやってみよう、試してみよう」と思えたのね。そうして試してみて実際

④自分の記憶をクリーニングする、ホ・オポノポノの代表的な方法が、４つのことばをいうというものです。「ありがとう」、「ごめんなさい」、「愛しています」、「許してください」ということばをいうだけ。順番は、どうでもよいし、４つのことばを包括している「愛しています」をいうだけでもよいのだそうです

にいい体験をしてきたの。それでもうずっと続けているよ。

わたしの体験

わたしは、こういうことがあった。なぜか虐待される子どもと虐待する親が[⑤]、隣に住んでいるということが続いて、しかも、スーパーなんかでも虐待の場面をしょっちゅう見てしまう時期があったのね。
実際に隣家の人の虐待が酷くて、児童相談所に連絡をするなど具体的に行動をしたこともある。ただ、詳しくは書けないんだけれど、その当時、そういったわたしの「行動」では根本の解決に至らなかったんだよね。

そういったことが何度か続いていたから今度はとにかくそのことを4つのことばでクリーニングし続けてみようと思ったの。

⑤理由はわからないのですが、ある時期そういうことが続きました。自分が教育問題に興味があるからか（教育学を勉強して、育児雑誌の編集者だったからか）、自分に思い出せないトラウマのようなものがあるのか、もしくは前世で自分が虐待したのか、原因はまったくわかりませんが、でも、目の前にあらわれているということに意味があるのだし、おびただしい記憶から表出しているものはその一部でしかないので、原因など考えず、ただただやってみました

そうしたら、ちゃんとその記憶をクリーニングしている時期には、⑥そういう状況を見なくなったのだよね。不思議なことに。

あとはね、仕事の会議の前にはいつも、⑦ポノってる。

しかも、とにかく、スタッフ総出で、もう、会議の前々日くらいから、その⑧会議を前もってポノるのね。

そうすると、「ホ・オポノポノ」をしたときと、していないときでは、会議のムードがぜんぜん違うの。これはわたし以外のひともすごく感じるみたい。しかも、何かホ・オポノポノをしているときというのは、想像以上のことが起こるのだよね。

たとえば、以前、⑨『マーマーマガジン』のある会議のとき、あまりに忙しくて、何の企画も準備していけなかったことがあったの。そんなことって、それまでなくて、

⑥ある日、レストランでまた、ヒステリックな親を見たときに、目をつぶって、ただひたすらホ・オポノポノをしていたら、次に目をあけたらふたりが笑い合っていたという経験があります。

⑦ホ・オポノポノをする、という意味。わたしが『マーマーマガジン』の編集部日誌ブログでいいはじめたことば。わたしのまわりで流行っています。すごくポノるときは、ガチポノったなどと勝手にいっています。スミマセン！

わたしにとっては、ちょっとしたピンチだった。でも、会議の時間はきてしまって。それでとにかく、わたしはもちろん、みんなにも「ホ・オポノポノ」をしてもらったの。

そうしたら、わたしが⑩将来いつかやれたらいいなあと思っていた内容が、わたしではなくて、みんなのほうから出て、そしてその号はとても売れたの。⑪その号をもとにした本まで出版できて、その出版物は、大勢のひとが気に入ってくれて増刷を続けている。

わたしが一生懸命ごりごりごりごり考えて提案した企画（「記憶」から出した企画）じゃなくて、ホ・オポノポノでクリーニングをした結果、自然に会議で生まれて……

⑧前もってする方法は、249ページにも登場します

⑨会議は、版元でクライアントのフレームワークス、ベイクルーズのスタッフさんたちと一緒に行ったのですが、ベースの案をわたしがつくってもっていくことがそれまでは多かったのです。このエピソードは『わたしらしく働く！』（マガジンハウス）にくわしく登場しています。

⑩いつかやれたらいいなあと思っていたその企画が、「冷えとり健康法」と「冷えとりファッション」の企画

⑪『冷えとりガールのスタイルブック』（主婦と生活社＝刊）。担当の編集者とは知り合いで、街でばったりあってご飯を食べることになり、この企画のはなしになったというくらい、偶然の重なりで生まれた本

そうしてみんなで「いいね！」ってなってできた特集で、成功できるなんて、本当に最高だった。

ヒューレン博士は、クリーニングをしっかりして、ゼロになったときに、神聖なる存在からインスピレーションが降りてくる[⑫]と説明しているのだけど、あの会議の内容

⑫この図は、ホ・オポノポノを行う上でぜひ理解したい重要なメカニズムです。くわしい説明は、『心が楽になるホ・オポノポノの教え』（イハレアカラ・ヒューレン＝著　丸山あかね＝インタビュー　イースト・プレス＝刊）をご覧ください

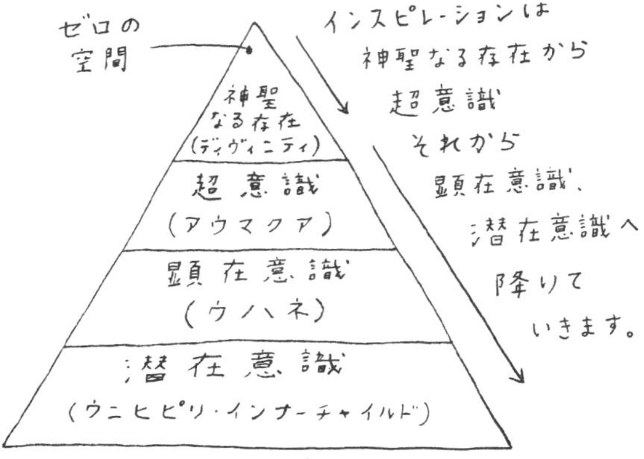

『心が楽になるホ・オポノポノの教え』より引用

は、まさにインスピレーションだったように思う。あの会議がいいだけじゃない。その会議から生まれた雑誌、そしてさらに本までできて、その本がさらに広がり、読者の方々が元気になっている。結果が想像以上なの。すごいよね。「記憶」の段階でやったことでは、こうはいかなかったって思うのだよね。

場所もクリーニング

細かい体験でもそういうことがたくさんある。

部屋の章（110ページ）のところでも書いたけれど、場所や物にもいつも、ホ・オポノポノしているのね。

もし元気のないスタッフがいたら、わたしはいつも、机と椅子に、「この席のスタッフのことをお願いね」と話しかけておくし、『マーマーマガジン』でイベントがあると、その会場もあらかじめ、ホ・オポノポノしているの。そうして会場にもたくさん話しかける。終わったら「ありがとう」っていって。

ホ・オポノポノをしてクリーニングをした場所の特徴は、なんかあたたかくて、和やかな感じになることなの。場が、いきいきと呼吸しているような感じになるというか。あくまでわたしの感覚だけれどもね。

へんないい方になるんだけど、部屋が協力してくれるって感じになるのだよね。見守ってくれているというか。そうして、思いもよらない出合いがあったり、参加したひと同士のあいだですてきなことが起こったりする。

もちろんね、懐疑的な見方をすればだよ、ホ・オポノポノしなくたって、そのイベントはうまくいったんじゃないの!? なんて意見もあるかもしれない。本当にそうかもしれないよね。でもね、主催者のわたし自身の気持ちがまず違うんだ、ホ・オポノポノをしておくと。

ホ・オポノポノをしている、という自信がもてるのもいい。

もちろん物理的にもやれることはやるんだよ。

でもそれ以上に、やるだけのことはやった、というような感覚がよりもてる感じ。

たとえばさ、掃除がしっかりしてある部屋なら、お客さまを招くときに自信をもっていられるよね。
それといっしょで、あらかじめ、問題が起こる前に、その場のこと（「記憶」から再生されるあれやこれや）をこころの中で掃除（クリーニング）しておくって……うまくいえないんだけど、すごくいい体験なんだよね。

そんなことが可能なの!?　って思うよね。
でもね、ひとが意識を向けるって、すごいことなんだと思うんだよね。祈り、とかもそうじゃない？
目に見えないことだけれど、通じることってあると思うのね。

控えめに見た恩恵

「そんなこと、ありえないよ！」って思うひとがいたら、百歩譲って、こんなふうに考えてみてもいいと思う。それは、

☆脈々と続く思考を、停止することができる

って。

たとえば、東京の渋谷かどこかを歩いていて、とにかくひとがわんさかいて、うんざりした気分になることってあるよね。わたしはそんなとき、「ありがとう、ごめんなさい、愛しています、許してください」ってこころの中でいってみるの。その「混んでいる」というのもわたしの「記憶」だからね。その「記憶」を消去するわけ。

でも、消去されようがされまいが、

「ああもう、ひとがわんさかいていやだ」って思っているのと

「ありがとう、ごめんなさい、愛しています、許してください」って思っているのとでは自分の楽さが、違うんだよね。

ヒューレン博士は「何の感情もいれなくていい。4つのことばをただいうだけでいい」っていってた。

もうひとつはね、

☆やるだけのことをやって、でもなおかつ、自分にもやることがあると思えるよろこびがある

ってことなの。

かつて、わたしにとってとてもたいせつなひとが、がんになったことがあるのね。そのときにどれだけ「ホ・オポノポノ」をしたかわからないし、手を尽くした上でなお、やることがあってわたし自身がどれだけ助かったかわからないよ。

もちろん、がんを患っている側のひとだってそうだと思う。

治療などを尽くした上で「まだやることがある」って、とても、ありがたいことなのだよね。

ヒューレン博士がいってた。病人は存在しない。病気のひとがいるという「記憶」があるだけだって。だからその「記憶」を消去しなさいって。

一円もかからない。誰にも知られない。

自分だけで今すぐできる。

だから試してみるといいと思うのだよね、本当に。

自分の責任と思うことの恩恵

もうひとついうとね。

たとえば、ものすごく腹の立つひとがいたとして、でも、そのひとが目の前に現れるのも「記憶の再生」と考えるわけなのだけれども、わたしの友だちがいってたよ。「それをそのひとのせいにするより、これは自分の記憶の再生なんだって思うほうが楽だ」って。

ホ・オポノポノでは問題が起こったときに、

☆これは、自分の中のどんな記憶があって、この問題を見ているのですか?

って質問するのだけど、そういう態度でいるってことは、問題自体をその瞬間に手放せるってことでもあると思うのね。

こう、こころの中にある「記憶」がつまった映写機のテープを止める、というか。
そのテープが回っていない状態を、自らつくるというか(自らつくらなければ、そのテープは延々、かかりっぱなしになってしまうんだよね……)。

4つのことばをいいだしたとたんに、わたし自身が、解放されはじめているのかなって。

もちろん、「記憶」は頑強だから、繰り返し繰り返し、もう毎秒毎秒クリーニングする必要はあるよ。

「どれくらいホ・オポノポノしたら消去されるのだろう」という期待自体も「記憶」だからそれさえも消去してね。ただただ、やる。

でも、「記憶」ととらえて、ホ・オポノポノをしはじめたときから、もう、ゼロに向かいはじめてる。

そうして、自分が、どうしたいああしたい、誰がどう、彼がこうと思っていたこと＝「記憶」がゼロになって、そのゼロになったところに、すばらしい、本当にそこで必要なことが起こりはじめる。これって、（自分を）手放すってことそのものなんだよね。

究極的には、わたしは、⑬そういうことでしか、自分自身になれないと思っているの。

自分のなかの子どもをケア

もうひとつ、ホ・オポノポノでたいせつなことがあるよ。それは、ウニヒピリの存在。

ウニヒピリというのは、潜在意識とかインナーチャイルドともいわれているのだけど、自分のなかにいる、小さ

⑬ほしいほしいとどこかで思っているうちには、それは「記憶」から思っているから、何か手に入っても今の自分にまちがったものがおとずれてしまいます。でも、手放したときにこそ、本当に必要なものがやってくるのかなと思っています

な子ども、をイメージするとわかりやすいかも。

これも『ウニヒピリ』（イハレアカラ・ヒューレン、KR＝著、平良アイリーン＝インタビュー　サンマーク出版＝刊）という本にくわしいから、詳細はゆずるとして、このウニヒピリのケアが本当にとっても大事なの。

わたしも、本を読んだとき、もう、ずっとウニヒピリの存在を無視し続けてきたと思った。ああ、本当にごめんなさい、って。

今では、たとえば、夕ご飯をあるメニューにしようと思って、スーパーへ行ったとするじゃない？　でも、必ずウニヒピリに質問するようにしているの。

「何食べたいかな？」って。小さな子に語りかけるようにね。

そうすると、夕ご飯で食べようと思っていた内容と違うものになったりする。それでそれに従うととても、なんというか、結果全体がいいんだよね、これが。想像を超えた体験ができる。

または、仕事で無理をしているときなどに、ウニヒピリとトークしてみると、「えーん」って泣いていたりするのね。そのウニヒピリによしよしって、すごくやさしく頭をなでるようなイメージを思い浮かべてみるの。そうすると自分も腑に落ちて、ほっとするんだよね。

ウニヒピリと話すと、自分自身も、気づいていなかった気持ちに気づけるし、なんか、こころの深いところで納得がいくんだよね。
これって、自分自身のすごく深い部分で自分を大事にするきっかけになるって思う。

自分が変わるとまわりも変わる

生きていると、本当に、さまざまなかたちで問題があらわれるよね。

⑭恋愛や家族の問題でいうとわかりやすいかな。

たとえば、

☆結婚したいのによい相手がいない
☆パートナーと気持ちのすれ違いが多い

⑭242ページのヒューレン博士との対談では結婚についてうかがいました

☆パートナーが浮気をしている
☆パートナーの仕事が忙しすぎて家族で過ごす時間が少ない
☆パートナーに仕事を変えてほしい
☆経済的に問題がある

などなど。

これらを、どう解決する？

相手にイライラをぶつける？
問題の原因を探っていく？
話し合う？

いろんな方法があるよね。

⑮わたしが行っているホ・オポノポノは、
・４つのことばをいう
・ブルーソーラーウォーターを飲む
・緑にさわってアイスブルーという
・そのほかのクリーニングツールを使う
・セミナーで習った方法を実践する
です

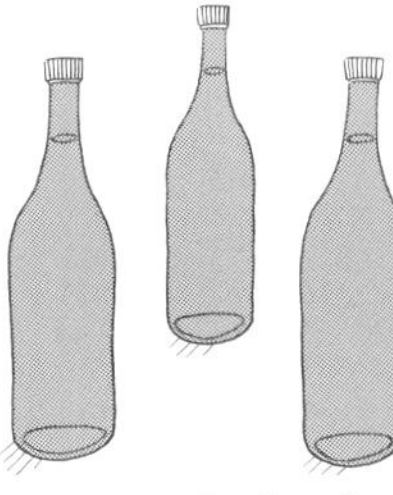

でも、わたしは、まず⑮ホ・オポノポノをしてみるというのも手だと思うの。
特に、相手の問題で手を尽くす方法すらないときなどは、すばらしい方法だってわかるよ。

だって、自分自身の中だけでできるのだもの。

☆問題が目の前にあらわれる
（問題をクリーニングする機会ができた！
とよろこぶ）
⇩
☆4つのことばをいう
（またはそのほかの⑯クリーニングツールで
クリーニングをする）
⇩
☆続けていくうちにやがて記憶がゼロになる
⇩
☆神聖なる存在からインスピレーションが
降りてくる
⇩
☆もっとも必要なことが起こる

どうかな？

誰かや何かを本気で変えたいと思うなら、自分自身が変わるしかない。

「記憶」がゼロになっていくと、何より自分に変容が起こる。

わたしの場合ならば、会議で企画を提出できない、どうにかしなきゃ、という記憶をクリーニングした結果のとき、だよね。

そうして、インスピレーションが降りてきて、自分が想像もしない、すばらしい企画がみんなの口から出てきた。

わたしの「おもしろい企画をやらなきゃ」という「記憶」が消去されたときに、いちばんいいことが起こったのだよね。

信じなくてもぜんぜんいいと思うのね。

でも、こころの隅っこにぜひ、このことをおいておいて、

⑯クリーニングツールには、実際に使ったり、食べたり飲んだりするものから、こころの中でイメージするだけのものまでたくさん。本またはセミナーで知ることができます

次に、たとえば、上司が怒鳴り出したり、電車で酔っ払いが大声でわめきはじめたり、車が異様に混雑している渋滞中、4つのことばをいってみて。感情を込めなくてもいいから。

いろんな場面でトライしてみて、あなた自身の体験を味わってみてほしいな。

ただただ「記憶」を消去する

もう一度例を出してみるよ。

☆結婚したいのに相手がいない

という問題があったとする。でもそれは「記憶」だから、その「記憶」をホ・オポノポノで消去してゼロにするよね。そうすることで、あなたにもっとも必要なことが起こる。

⑰最高のパートナーがあらわれるのかもしれないし、あらわれないということがベストなのかもしれない。

また、パートナーがあらわれた後でも、ふたりで見るべき課題をクリーニングし、解決したら、もうふたりでいる必要はなくなるのかもしれないよね。なんか想像もしない次の展開が待っているのかもしれない。

もうひとつ考えてみよう。

☆パートナーと、なにか、うまくいっていない

とするよね。でもそれは「記憶」だから、その「記憶」をホ・オポノポノで消去してゼロにする。そうしたら、これまたあなたにもっとも必要なことが起こる。

そのときに、どういう結果にしろベストなことが起こる。

もちろん、ふたりがうまくいく方法が見つかる可能性もあるし、別れることになるかもしれない。でもゼロにな

⑰ちなみにヒューレン博士は、「なぜ、あなたのもとに夫があらわれたか、妻があらわれたか、子どもがあらわれたか？　それは、あなたを悩ませるためです」といっています。結婚をしたり子育てをすることでクリーニングすべき「記憶」に出合うのだと思います

った結果の離婚だったら、それはすばらしいことが起こっているのだと思うのね。課題からの卒業というかたちなのであれば、次には、さらにすばらしいことが、ふたりにとって待っているわけだから。

そして記憶が消去されているときには、きっと、その別れをちゃんと前向きにとらえられる自分というのもいるような気がするの。

パートナーがあらわれないとか、離婚とか聞くとネガティブな印象がつきまとうけど、本当に自分に必要なことを（神聖な存在からインスピレーションを受けることを）受け入れるほうが、実は大きな恩恵を受けられるのだと思う。

みんなが「いい」と思い込んでいるものが決していいわけじゃないし、みんなが「わるい」と思い込んでいるものが決してわるいわけじゃないんだと思うのね。

たまたま結婚を例に出したけど、仕事の問題、病気のこと、障がいのこと、家族のこと、社会的な問題——なんだってあてはまると思っているよ。

どんな問題にせよ、「記憶」から生み出された、いわゆる世間体や思い込み、社会に刷りこまれた「正しさ」じゃなくて、「記憶」から発せられた誰かの意見でもなくて、自分自身でホ・オポノポノをすることで、もっともよい解決法や答え＝（神聖な存在からの）インスピレーションを自分の中に、自分のちからで、見つけてほしいなって思うの。

誰かに相談するのはいいと思う。

でも、いちばんのよいこたえを導きだせるのは、自分自身なんだよね。自分自身がクリーニングすることが最上の、いやそれを超える世界へと誘ってくれるというわけなの。

外側の条件にかかわらず平安

そしてね、自分のこころの平安って、結婚しているとか恋人がいるとか、そういう外側の条件で決定するんじゃないのだよね。

大切なのは――、わたしたちがいちばんほしいものは、ヒューレン博士がいっている通り、「自由」なんだよね。

彼氏がいようがいまいが、結婚してようがしていまいが、

⑱244ページの黒い布がかかっている状態

こころの内側が満たされて、自由で至福感でいっぱいということが、いちばん平安ってことなんじゃないかな？

この本で紹介している、冷えとりだって、冷えをとっていくことで、そういうポイントに達するのだと思う。アーユルヴェーダしかり。部屋の整理整頓でそういう地点に立つひともいるかもしれない。

「記憶」からものごとを判断したり見ていたりするのと、⑱冷えたからだと冷えたこころでものごとを見ているのは似ていると思う。どうせなら、記憶も冷えも、とってしまってから、目の前にあらわれたものを受け入れてみても遅くはないんじゃないかな。

なんかそんな気がしているんだよね。

あたらしい時代へ

自分の頭でああじゃないか、こうじゃないかって考える前に、「やることがある」って本当にすばらしいことだ

⑲結果を期待するのも「記憶」。「記憶」がなくなったら、期待もなくなる。それこそが自由なのだと思います

よ。

できる・できないの前に、やるか・やらないかなんだって考えてみて。最初から0か100かじゃなくて、グレーのままでいたっていいじゃない？

何度も繰り返すけど、[19]結果を期待せずに、やってみてほしいな。

わたしはね、ホ・オポノポノを本質的に理解して、それをはじめるってことは、悟りへのパスポートをもったということにほかならないと思っているのね。

悟り？　そんなわたしなんて、まだ、って思うかもしれないけど、でも、わたしは、なんだろう、たくさんのひとが、悟りの入り口に立つ時代がやってきたように思っているんだ。

それは苦行のようなことを経て、ではなくて、もっとやわらかくて、甘やかで、静かなムードの中で自然にたどりつくというイメージ。あくまでイメージだけど。それが、聖職者ではない一般のひとでも知恵さえあれば可能な時代になってきた。
そういう、あたらしい時代がはじまっているなって、なんか、ひしひしと感じるの。

あたらしい自分になるって、決して悪くない気分だよ。

むしろ、なんだかね、おなかの底から力がわいてくる感覚。

ね、まずは、自分からはじめて、自分なりにその体験を味わってみて。

☆今日すぐにできること
「ありがとう」「ごめんなさい」「愛しています」「許してください」の4つのことばを自分のこころの中でいってみる

◇近いうちにできること
本に載っているさまざまなクリーニングツールを試す

♡将来おすすめしたいトライ
セミナーに参加して本格的なクリーニング法を学ぶ

◎おすすめの本
『みんなが幸せになる ホ・オポノポノ』(イハレアカラ・ヒューレン=著　櫻庭雅文=インタビュー　徳間書店=刊)
『豊かに成功するホ・オポノポノ』(イハレアカラ・ヒューレン=著　河合政実=インタビュー　ソフトバンク

クリエイティブ＝刊）
『ウニヒピリ――ホ・オポノポノで出会った「ほんとうの自分」』（イハレアカラ・ヒューレン、KR＝著、平良アイリーン＝インタビュー　サンマーク出版＝刊）

■もっと深めるなら
年に数回行われているセミナーに参加する。ホ・オポノポノのクリーニングの方法は、本に書かれている以外にもあり、それを2日間を通してじっくりと教えてもらえる

SITHホ・オポノポノアジア事務局
東京都港区六本木5-10-29 1階
03-5413-4222
hooponopono-asia.org/
www.facebook.com/sithhooponopono.japan/

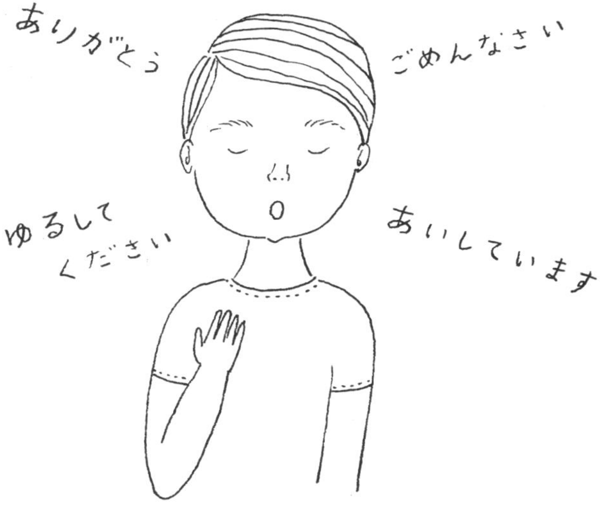
ありがとう
ごめんなさい
ゆるしてください
あいしています

4
達人たちに会ってきた

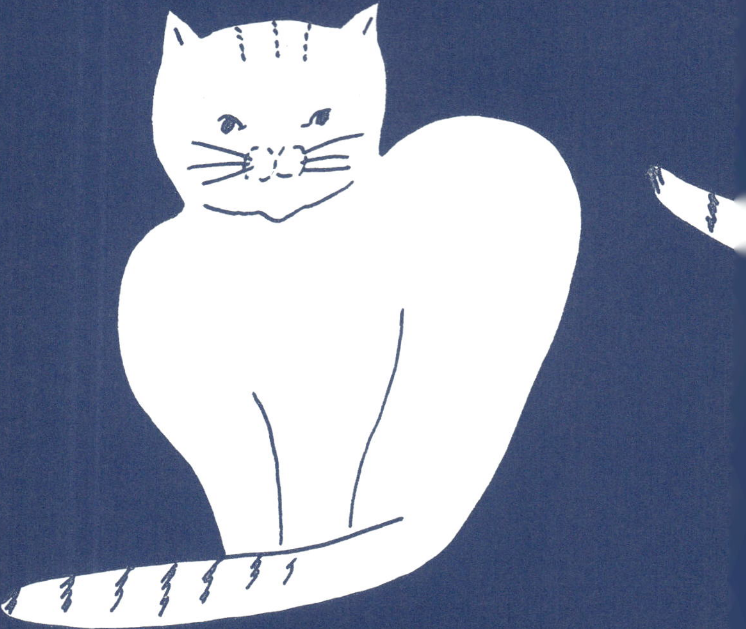

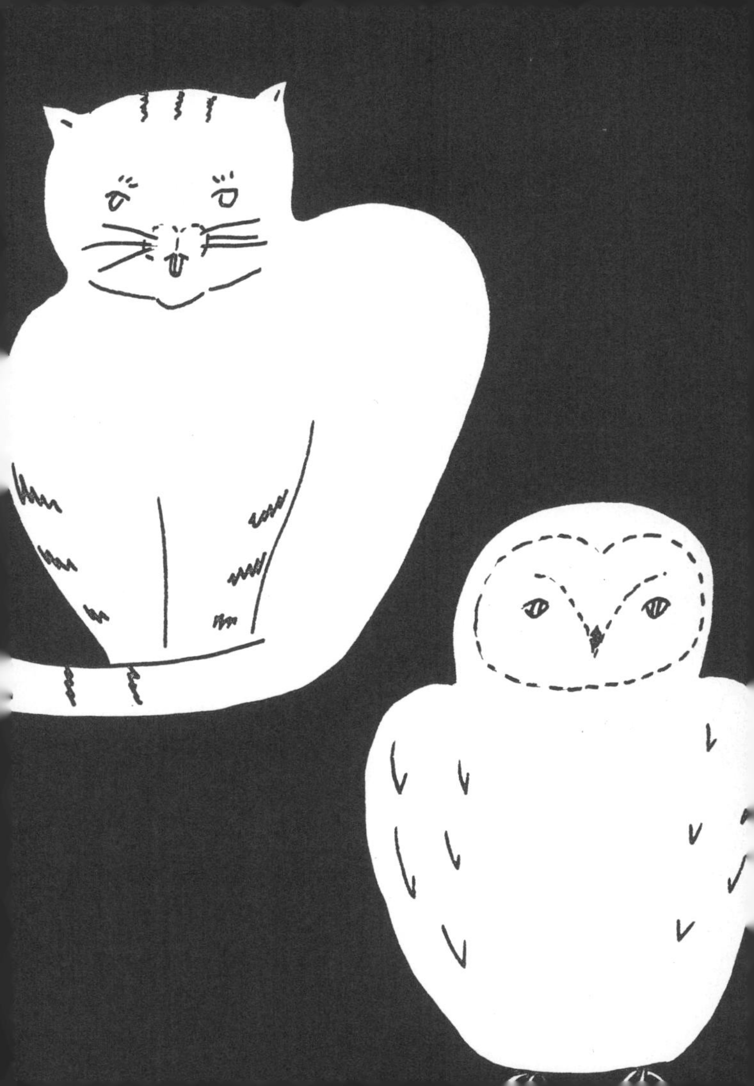

アーユルヴェーダ医師

蓮村 誠さん

この本のキーワードになっているのが
ホリスティック医療。
わたしはこの医療から
たくさんの生きるヒントをもらいました。
この古くてあたらしい医療について、
アーユルヴェーダ医師の日本における
第一人者、蓮村誠先生に
くわしくおはなしを聞いてきました。

【はすむら・まこと】1961年生まれ。東京慈恵会医科大学卒業、医学博士。東京慈恵会医科大学病理学教室および神経病理研究室勤務の後、オランダマハリシ・ヴェーダ大学、マハリシ・アーユルヴェーダ医師養成コースに参加。その後東京・立川にてマハリシ・アーユルヴェーダのクリニックを創設。現在、医療法人社団邦友理至会理事長、マハリシ南青山プライムクリニック院長

現代医学は最新の科学だが最も遅れている？

（服部、以下は）蓮村先生って、若いころから代替医療に興味があったんですか？

（蓮村さん、以下蓮）実は僕、ずっと、まったく興味なかったんです。

(は)皆無ですか！

(蓮)はい。そもそも西洋医学の医師になるときも、明確な意志をもっていなかったんです。たいていは、「ひとを助けたいから医者を目指す」など志をもつものなのですが。僕の家は医者の家系で、小さいころから「医者になるもの」と思って育ったので、たいして考えずに医学部へ進学したんです。

(は)そうだったんですね。

(蓮)でもこんなことがありました。医学部5年生のときに、実際に患者さんについて勉強する実習があるんですよ。その実習を終えて、担当の先生が、「君たち、現代医学に対して、どんな感想やイメージをもってる？」と質問したのに対して僕は、こう答えたんです。「現代医学というのは、最新の科学ではあるけれど、最も遅れている科学でもある」って。そのときその先生は、僕の意見に「確かにそうかもしれない」って賛同してくれたんですよね。

(は)へえー、おもしろいはなしですね。

(蓮)で、その後僕は、大学を卒業して病理学の研究所という基礎医学の分野に進んだんです。内科や外科、いわゆる臨床のほうには進まずに、研究職を選んだ。

(は)どうしてですか？

(蓮)臨床がいやだったんです。現代医学の手法を使って患者さんに触れるということに対して、自分の中で何か違和感を覚えていたんですよね。
(は)それで解剖をしたりして、内臓をたくさん見ていたわけですね。
(蓮)それはそれはたくさん見ました。からだ全体を顕微鏡レベルでいっぱい見ました。そういうことを3年間やり続けたんです。でもそれが、まさに今の仕事に役に立っているんですよ。だってホリスティックって全体って意味でしょう?
(は)確かに!

医師としての未来が見えず苦しかった

(蓮)その後、神経病理学の研究室に行ったんですが、しだいに脳ばかり見ているのは違うんじゃないかなって思うようになったんです。それで、そういう状況がきたときに、自分がこれから何をするか、見えなくなってしまって。
(は)それは何歳のときですか?
(蓮)27、28歳のころ。
(は)先生の暗黒時代と聞いてます。
(蓮)そうそう、暗黒時代(笑)。病理学でやっていくにして

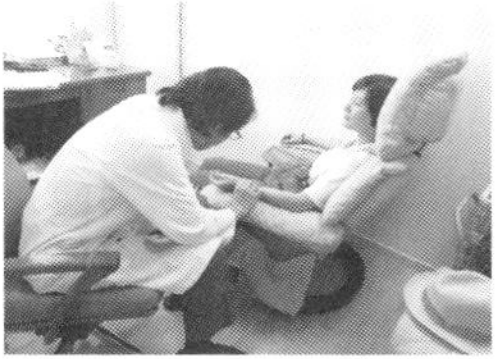

脈診中の図。アーユルヴェーダの診察は脈診のみ。脈だけで、体質、病気の原因、これからかかるであろう病気がわかるという。脈診は治療でもあり、体調も整う

も、脳を見ていくにしても、自分が一生やっていく仕事とは思えなかったし、さりとて臨床の分野にいくとも思えなかった。それで、自分の人生に対して、とてつもない閉塞感といきづまりを感じたんですよ。

(は) で、食べちゃったんですよね。

(蓮) ええ。食べたし、(お酒も) 飲みました。体重も増えました。今より20キロくらい太っていたんだもの。

(は) 先日、暗黒時代の写真を見せてもらいましたが、本当に太っていらっしゃいました。

(蓮) 当時は、からだの具合もすっごく悪かったんです。尿管結石で救急車で運ばれたり。胃潰瘍にもなったし、からだ中にじんましんが出たこともありますよ。そうして自分の健康というものを失っていって、さらに、自分の病気を通して西洋医学というものを、身をもって体験していったわけです。

(は) 検査したり、お薬飲んだりすることで。

(蓮) はい。でも、一向に自分が健康になっていくという感覚がなかったんです。医者は、病気を診ているんです。胃を診ている。胃潰瘍を診ている。でも「蓮村誠」を診ているわけじゃない。

(は) それ、ショックですね。

(蓮) そうですね。しかも僕が病院でいやだったことはもっとあるんです。なぜ僕が病気になったか、誰も教えてくれない。僕がどうなるのかも教えてくれない。さらに、僕が健康に戻れるかどうかも教えてくれない。そのときの痛みやかゆみは取れました。でも、「具合の悪い自分」というのは、何も変わっていないんですよ。なんか不調な感じのままなわけです。何も変わらなくて、だからまた、何か起こるんじゃないかという不安もあって。それを防ぐ方法も誰も教えてくれなくて……。

(は) 西洋医学には予防の観点が少ないのですものね。

(蓮) 病気の苦しみは取ってくれましたけれどもね。確かにそれはありがたかったんです。でも、次にどうなるかが怖かった。そこに、自分が医師として歩むべき道もないと思いました。かといって、代替医療に注意が向くわけでもなかったんですよね……。もうただ苦しかったんです。自分が苦しい。「もう、俺、無理!!」って。

(は) 生きていることが？

(蓮) まあ、大げさにいえばね（笑）。それで僕は、本屋さんに行って本を漁ったわけです。そしてディーパック・チョプラ博士①の『クォンタム・ヒーリング』（上野圭一＝監訳　秘田涼子＝訳　春秋社＝刊）という本を見つけました。アーユルヴェーダの理論を、物理学の観点から解説してある本です。読んでもさっぱり意味がわからなかったんですが。でもわからないなりに、全部読んだんです。そしてその数か月後に、その本で紹介されていた瞑想をやろうと思い立ったんです。

(は) へ～、突然。すごいですね。

(蓮) 瞑想には以前から興味があったんです。自分は苦しい、何かを求めている。ならば瞑想してみよう。そう発想するのは自然なことでした。そしてTM②を学んだんです。その後、アーユルヴェーダの医師養成コースがあったので、大学を休職して参加し、そのままアーユルヴェーダの医師になったというわけです。31歳のときのことです。運命の分かれ道でした。

アーユルヴェーダには そのひと全体を診る 観点がある

(は) 西洋医学の医師である先生がアーユルヴェーダを学んで、当時、どう感じましたか?

(蓮) とても自然に感じました。医学とはこういうものだろうと思いました。西洋医学の知識って、体系立ってまとまっているようで、実は、あとからいろいろなひとが見つけた発見をたくさん寄せ集めていて、つぎ足しつぎ足し、巨大な知識になっているんです。

(は) それをお医者さんは全部覚えていくわけですね。大変です。

(蓮) そう。もう、全身が脳みそになっちゃうくらい大変なんですよ! もともと自然や宇宙の法則には秩序があって、その秩序はどんなときも豊かに流れている。でも、西洋医学は、それにはあまり触れずに、人間が発見した部分部分をつぎはぎして足していったものだから、覚えるのが大変なんです。一方、アーユルヴェーダは、「ヴァータ、ピッタ、カパ」[3]で解明できる。もちろん、覚えなければならないことはたくさんありますよ。でも、自然法則を覚えれば、それをどう多様化の中で展開するかということを考えればいいんです。だからどんなときでも応用

①ホリスティック医療の世界的権威。米国・代替医療界のパイオニア。医学博士

②186ページへ

③58ページへ

が利く。まあ、ひとことでいえば、アーユルヴェーダの知識を、美しいと感じたんですよね。

(は) まあ、すてき。

(蓮) はい。知識ってこうあるべきだなって。たとえば、アーユルヴェーダでは薬を飲むということに関しても、どういう体質のひとが、どんなときに、どんなふうに、何を飲むかの知識がある。これってすごく、自然なことなんです。

(は) 西洋医学では、胃潰瘍になったら誰もが同じ薬を飲みますが。

(蓮) 最近では西洋医学でも、時間生理学とか時間薬理学とか、同じ薬でも飲む時間によって違うということをいいはじめました。さらに遺伝子の解析が進み、ひとによって薬の効果が違うこともわかってきました。ただ、まだ臨床での応用まではなかなかいたっていないのが現状です。

(は) ホリスティックな医療には、その「誰が」という観点と「そのひと全体」を診る知識があるということですね。

(蓮) そうですね。僕が学生のときに、「現代医学は最も進んでいて最も遅れている」といった「遅れている」という意味は、「ひとを全体として診ていない」という点で遅れているという意味もあったのかな、と思いますね。

(は) 本当にそうですね。

(蓮) アーユルヴェーダの医師をはじめて、乳がんを発症しているおばあちゃんが来院したんです。北海道の方で60代半ばくらいで、すごく太っていてね。確か左の胸に4センチくらいの大きいがんができていまして、左の脇の下のリンパ腺がパンパンに腫れていて、まちがいなく転移しているわけです。そのおばあちゃんは、最初に近くの病院へ行ったら、「手術しないとあと半年の命」といわれたそうです。でも、手術がいやで、「手術はしないで、食事や生活の中で治せないのかい？」と聞いたら、お医者さんが烈火のごとく怒って、「そんなんで治るわけないでしょう！　死にますよ！」といったのだそうです。でも、おばあちゃんは、頑固で。「わたしはがんを治したいんじゃない。がんになった自分を治したいんだ」といったんですって。

(は)おおお。核心をついてますね。

(蓮)それでいろいろ探して、当時開業していた立川のマハリシ・アーユルヴェーダのクリニックにたどり着いたんです。気合の入ったおばあちゃんだなあと思いました。「わかった。うちで面倒はみる。でも検査だけは西洋医学の病院でしてください」と約束をして、通常だと3〜5日間のパンチャカルマ[4]を、1か月半くらいやりました。

(は)すごい！　わたしも体験談（『あたらしい東京日記』に掲載）を書かせていただきましたが、あの食事療法づくし、オイルマッサージづくし、浣腸づくしを1か月！

(蓮)そう。あれを毎日やったの。それでね、がんは、治りました。20キロくらい体重も落ちてね。

(は)へえ！

(蓮)脇の下のがんは完全に消えました。胸のがんも半分くらいになって、形は残っているけど、ただの塊と

④63〜64ページへ

いうだけになっていて。

(は)すごいおばあちゃんです。

(蓮)塊が、がんなんじゃないんです。塊はからだ全体の乱れの原因としてあらわれてくるのだから、そのひと全体ががんという状態なんです。

(は)統合医療ならではのとらえかたですね。

(蓮)ホリスティック医療というからには、そのひと全体を診ます。そして全体が整うことによって、本当の意味で健康になるわけです。

(は)そうそう、病気じゃないのが健康、と誤解しているひとも多い。

(蓮)はい。アーユルヴェーダでいう健康とは、ドーシャ[5]のバランスが整っていて、消化がしっかりしていて、排泄がちゃんとなされていて、からだの組織がきちんと機能していて、こころに喜びが溢れている状態のことを指すのです。だから、ひとは健康になればなるほど喜びや輝きが増します。自分自身が力強くなってきて、幸福になっていく。単に痛みがないとか、かゆくないとか、そういうのが健康というわけではないんです。アーユルヴェーダではもっと高い健康を、さらには完全な健康を目指しているんです。

ホリスティック医療を受けるときに気をつけること

(は)ちなみに先生は、社会全体のホリスティックな医療への熱が高まっているのは感じますか？

⑤52ページへ

(蓮)そうですね。この5年くらいは特にね(編註 2010年当時)。もちろん、西洋医学一辺倒のひとも多いですよ。でも、30代、40代のひとで特に女性は、もっと自分に合う、やさしい医療を求めている。そういう志向のかたはすごく広がっていますよね。

(は)アーユルヴェーダの病院も健康保険が利くようになるといいのですが。

(蓮)残念ですが、おそらくしばらくはないです。鳩山政権のときに、統合医療の研究に予算をつけようとしましたが、政権が代わってしまいましたし。欧米は日本より進んでいますよ。アメリカ国立衛生研究所のようなところが何十億円というお金を代替医療に投資したり、ヨーロッパでも特にイギリスなどではホメオパシー⑥なども一般的に西洋医学の病院で併用して使われていますしね。

(は)前に先生が、「小医は病を治す、中医はひとを治す、大医は国を治す」っておっしゃっていて、このことばが大好きなんですよね。また、こういう予防医学や高い健康、という観点ももっと世の中に広がればいいなって。

(蓮)ああ、あれは、中国の諺です。もちろん僕も大医になれたらいいなと思いますけど、今はまだ目の前の患者さんで精一杯かな。でもね、アーユルヴェーダの診療をしていると、「このひと、このままいくとリウマチになってしまう」とか

⑥約200年前に、ドイツ人の医師、ハーネマンが体系化した医療。自分の病気の原因である毒と同じ毒をごく微量に希釈したものをとり、自己治癒力を高める療法

「脳梗塞になるな」ってわかることがあるんです。そのとき、すごく、うれしいんですよ。

(は)　え？　どうしてですか？

(蓮)だって、そうならないように予防することができるから。現代医学の検査でわからないことを、アーユルヴェーダの診察で予見し、それを防ぐ手立てをそのひとに処方できたときが、医師としていちばんうれしい瞬間ですね。

(は)すてきですねえ。最後に先生、ホリスティックな医療を試みるひとに気をつけてほしいことってありますか？

(蓮)西洋医学を拒否しないことです。西洋医学を切り札として取っておいてほしい。緊急時に使えるんです。代替医療に偏りすぎて、命を失いかけてしまうひとがいますが、いちばん大切なのは命ですから、それはやめてほしいですね。

(は)あと、「本物」かどうか見分けるにはどうしたらいいと思いますか？

(蓮)自分がちょっとでもおかしいなと思ったらやめることです。すべてのひとに合う医療もないし、すべてのひとに合わない医療もない。どちらも真実だから、自分に合うものを探してほしいです。アーユルヴェーダだって、西洋医学だってそう。合うひともいれば合わないひともいます。病気によっても相性がある。医療を選ぶのは自分だから、自分が選ぶ、というスタンスを忘れないでほしいですね。

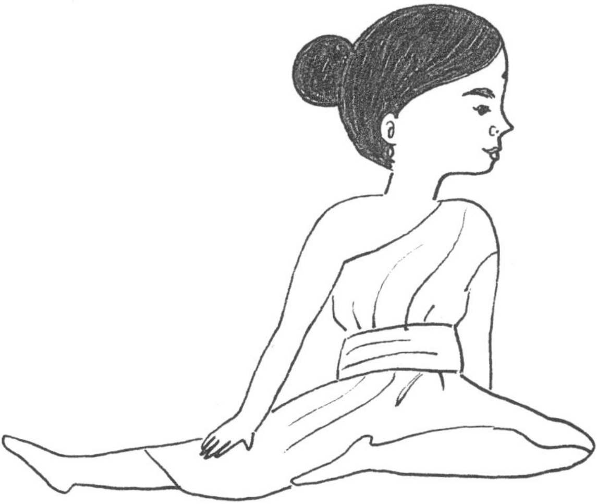

セルフ・アイデンティティ・
スルー・ホ・オポノポノの第一人者

イハレアカラ・ヒューレン博士

世界中でホ・オポノポノを伝えている
イハレアカラ・ヒューレン博士に
特に恋愛や結婚のことにしぼって
質問してきました。が！
質問すればするほど質問がなくなっていく——。
ホ・オポノポノとはどういうものなのか
その一端でも
体感していただけたらうれしいです。

【いはれあから・ひゅーれん】「セルフ・アイデンティティ・スルー・ホ・オポノポノ」の第一人者。同方法により、犯罪者の更生や精神障がい者の支援を行ったことで有名。国連、ユネスコ、世界平和会議ほか世界中で活躍中

自由、苦しさ、あなたはどちらがほしい？

（服部、以下は） 日本では今、結婚しないひとが増えています。「出合いがない」といっているひとも多いのですが、どうやったら、自分に合う相手と出合えるとヒューレン博士は思いますか？

（ヒューレン博士、以下ヒ） まず第一に、女性自身が自分らしくないと、パートナーと出合うのは非常に難しいですね。ブッダもいっています。「自分自身になりなさい」って。

（は） 本来のわたしになる、ということですね。

（ヒ） はい。それには、無になることです。自分がゼロの状態になる。それは何も求めない状態になるということです。「彼氏がほしい」とか「わたしにふさわしい男性は誰？」とか「結婚したい」ということすら考えない状態になることが大事です。

（は） でも、それが難しくて。

（ヒ） そうですね。そこで、ホ・オポノポノです。ホ・オポノポノでは、何かを求めている状態になってしまう原因は「記憶」にあると考えていますから、その「記憶」を消去し続けることが大切です。

（は）「ありがとう」、「ごめんなさい」、「愛しています」、「許してください」という4つのことばで。

（ヒ） はい。わたしたちの顕在意識では、一秒間に15ビットほどの情報しか分析できません。自分で認識できる情報というのはごくわずかなのです。でも、潜在意識では一秒間に100万、1000万ビットという情報が同時に立ち上がっている。頭では理解しえない量なのです。その情報がどこから来ているかというと、あなたの家族、親戚、先祖代々からの「記憶」です。あなたのまわりで起こっていることは、すべてこの「記憶」が原因なのです。

(は)「結婚したい」という思いも「記憶」。

(ヒ)そうです。

(は)では、その「記憶」に対して、4つのことばをいい続けると……。

(ヒ)無の状態になる。無というのは「自分自身」です。そうすると神聖なる存在からインスピレーションが降りてくるのです。

(は)誰のもとにも？

(ヒ)もちろん。あなたが誰かを求めるのではなく、相手があなたを探すというふうにならなくちゃ、ね。イメージとしては、あなたが無になって、必要ならばあなたの中から相手があらわれるような感じ。「こういうひとがいいなあ」と思う

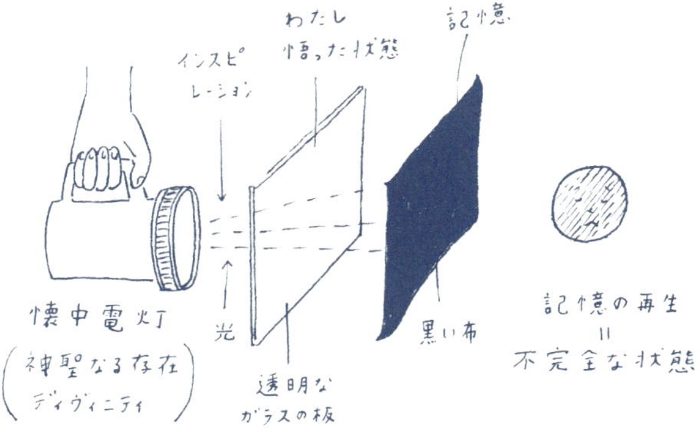

①「記憶」が再生されているとき

とその瞬間に相手がふっと目の前にいる、という感覚です。一方、自分が完璧じゃないときは、完璧じゃない相手があらわれます。

(は) では、クリーニングを続けていくと、身近にいる意外なひとがベストパートナーだったり、ということも？

(ヒ) はい。「記憶」があると、（相手が誰だか）見えないんです。たとえば、このように①（といって実際に透明なガラスの板を取り出す）ガラスの板がありますね。これがあなた。そうして（といって黒い布を片側に垂らす）、黒い布が片側にかかっています。この布が「記憶」。さらに……（といって逆側で懐中電灯を灯す）、逆側から光があたっても、布があると光はさえぎられてしまいます。でも、布＝記憶を消去すると（といって布をはずす）、この光がガラスの板＝あな

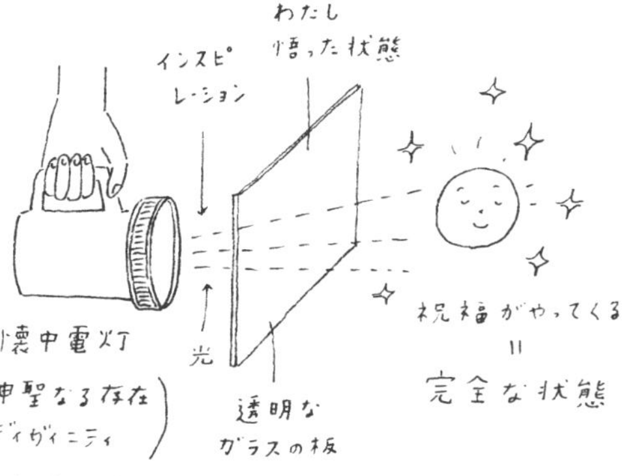

ホ・オポノポノをしたとき

たを通ります。この光がインスピレーション。あなたはもともと完全な存在で、このインスピレーションを得たときに完全な状態となり、完全なひとや家、仕事がやってくるのです。

(は)うーん、すごい。無の状態になりたいです。

(ヒ)4つのことばをいっていればそうなります。4つのうち「愛しています」だけでもいいですよ。簡単すぎてごめんなさい(笑)。わたしたちが、「○○がほしい、必要」といっているのはみんな「記憶」。願望があると「自分自身」から離れていってしまうのです。あなたは、本当は(ガラスの板を指して)最初から完璧で神聖なる存在なのです。

(は)なるほど……。

(ヒ)みんな「彼氏がほしい」と思い込んでいますけど、人間は本当は自由がほしいだけなんです。「自分自身」であること、自由であることを探しているだけ。わたしたちを動かしているエネルギーは、ふたつしかありません。(懐中電灯を灯して)光か、(黒い布を垂らして)「記憶」か。いつもあなたはどちらのエネルギーと仲良くしたいですか? 光か、「記憶」か。自由か、苦しさか。

(は)いや、それはもう自由です(きっぱり)! ヒューレン博士、頭ではよくわかるのですが、このインスピレーションが降りてきた完全な状態って、実際に自分でわかるのでしょうか。たとえば無になって"相手らしきひと"が現れて、そのひとといる状態が本当に完全かどうかわかりますか?

(ヒ)完璧なパートナーというのは、あなたの中の問題を見せてくれるひと。なぜそういうひとと出合うかというと、クリーニングすべきテーマを抱えているから引き寄せ合うわけです。あなたにとって最も完璧な男性というのは、あなたが最も反応する男性ですよ。わたしたちがこの世に命を授かっている目的というのは、過去の過ちを改心し、つぐなうため。つぐない合う同士が出合っているわけです。
(は) なるほど。なんだかよくわかる気がします。

問題発生は
クリーニングの
チャンス！

(ヒ) 女性は気づいていないけれど、女性は男性を深く憎んでいるんですよ。本当に、深く。夫がいやだ、父親がいやだって。
(は) 博士の本にも書いてありました。ビジネスで成功したいなら、まず女性をしあわせにすることだって。
(ヒ) これは第一条件です。日本の経済状況が悪いのは、女性が不幸だから。男女がまちがった関係をもっていることが原因なのです。
(は) 日本が特にそうなのですか？　それともほかの国でも？
(ヒ) どの国に行っても女性はみんな男性を恨んでいます。ワシントンのセミナーで女性たちに、「男性を憎んでいるひとはどれくらいいますか？」と聞いたら150人のうちふたりしか手をあげませんでした。「では離婚の経験者はどれくらいいますか？」と聞いたら全員が手をあげた（笑）。女性は男性を憎んでいます。でも、それを認めていません。
(は) なぜ認めないのでしょうか？
(ヒ) これも「記憶」ですよね。原始時代に男性が女性の髪を引っ張って、売りもののように扱っていた。そういう連綿とつながる歴史が、みんなの「記憶」の中に潜在的に入ってしまっている。でも男性は変わらない。だから女性が自分からはじめないと。

(は)ホ・オポノポノは、全部自分の中で行うというのがすごいと思います。男性がそういう状態なのも、女性たちが「100%自分の責任だ」と「自分の記憶」をクリーニングしていく——。

(ヒ)男性がクリーニングしてくれることを待っていたら、一生待ってもダメかもしれません（笑）。男性は女性が怒っていることすら知らない。自分がやっていることすらわからない。わからないことすら、わからないのです。あなたがいうように、この問題もあなたの中にあるのですよ。「男性が悪い」じゃなくて、自分の中にある相手（男性）に見ている部分を消せば、現実は変わります。がんを患ったひとがいるのではない。がんのひとがいるというあなたの「記憶」があるだけなのです。そのあなたの「記憶」をクリーニングしていくのです。目の前の問題から逃げてもクリーニングしないとまた同じ問題がやってきます。

(は)経験したことがあります。Aという問題があって、その課題を乗りこえるともうやってこない。でも避けると何度でもAという問題はやってくる。

(ヒ)問題があるというのはクリーニングするチャンスをもう一度もらったということ。過去のつぐないを今生で終わらせなさいって。

(は)そうですね。はなしは戻りますが、クリーニングして、無の状態になった結果、やっぱりわたしはひとりがいちばんだという場合や、離婚するケースもありますか？
(ヒ)そうです。無の状態は何もない。自由なんです。自由で何も必要としていないから、本当に必要な状態だけが残る。それが完全な状態です。
(は)でも、もう関係は終わっているのに、「手放したくない」って、形にしがみついてつらい状況の中にいるひとも日本ではとても多い気がします。
(ヒ)それもあなたの「記憶」です。その「記憶」を消去してください。
(は)……（赤面）。

(ヒ)日本人はこうですよ、という信念も「記憶」。わたしの中にもたくさんの疑問が出てきますから、毎秒毎秒クリーニングしていますよ。全部消しています。②何か問題が起こる前からクリーニングしています。
(は)③ヒューレン博士、どうして「記憶」ってあるのでしょうか？
(ヒ)わかりません。でも、わたしは、そういうことは気になりません。どうやって消すかにしか興味がないのです。なぜならば、無の状態、神聖な状態に戻りたいから。自分の中に質問や

②わたし自身の体験は、204ページに。行く場所、途中の交通網など、できるかぎり、ホ・オポノポノしておくようにしています。前もってその場所や交通手段を想像して、その記憶に対してあらかじめ4つのことばをいったり、セミナーで習ったクリーニングツールを使うこともあります

③この質問自体が、「記憶」からしていることがわかります。クリーニングされてゼロになると質問がなくなっていくからです

疑問があったら前進できません。
(は)クリーニングの方法もこんなに簡単でいいのか、とついどこかで思ってしまいます。
(ヒ)それも「記憶」ですよ(笑)。
(は)どうしよう！ ④質問がなくなってしまいます……(唖然)。はっ、では、物にも「記憶」はあるのですか？
(ヒ) ありますよ。このコップにも、この部屋にも「記憶」があります。病気のひとがもったコップなら、その病気のひとの「記憶」をもっています。この部屋で怒ったひとがいたら、その「記憶」が残っています。ひとの思いとか信念ってすごい力をもっているのです。だから、わたしも使う前、使ったあと、必ずクリーニングをしています。この部屋も終わったらクリーニングします。「記憶」は残さ

④そうして、質問がなくなっていった場面。もし、何かに疑問がわいたり、引っかかることがあったら、記憶をクリーニングすれば、自分でインスピレーションを受けとることができるわけですから。自分でやって、自分で受けとるのがいちばんよいと、ヒューレン博士はいつもいっています。ひとや物に依存しない本当によい方法だとわたしは思っています。このよい方法だと思う、という気持ちさえも、クリーニングしたいです

ない。車にだって話しかけるといいですね。ホ・オポノポノってこうやるんだよ。わたしがいない間もクリーニングしてねって。クリーニングの方法を車にも教えちゃうんです。
(通訳の方) ちなみにヒューレン博士は、スバルの車に20年乗っているのですが、いまだに新品のように見えるんです。⑤実際の燃費の数値より、よく走ります。
(ヒ) 車を愛してあげているのです。ひとがひとを愛するように、物も愛してあげることです。そうすれば、物もちゃんとあなたに愛を返してくれるようになりますよ。
(は) 今、世の中が激動していますが、最後に、博士はどんなインスピレーションを受け取っているのか聞きたいです。
(ヒ) そういう方向をわたしは見ていません。常に、消去することだけにコミットしています。わたしの中が平和であること、そうすれば、まわりも社会も地球も平和です。まずは自分を大切にすること。この道しかないのです。

⑤スバルに話しかけて、「ホ・オポノポノ」を君もしてくれるかい？　といっておくのだそうです。「車に話しかけるなんてヘン」と思ってしないか、やってみて、結果を自分で見てみるか。それはひとそれぞれ自由だけど、わたしはやってみたいと思いました

続けているもの、試したものあれこれ

文庫版新章　あれから５年たって

この本のもととなった単行本が発売されてから5年。
続けているもの、あたらしくスタートしたもの、
早足でご紹介するよ！
ああ、変化したなあということもあるし、
でも、根本は変わっていないなあとも思うし……。
ただ、あらためて思うのは、
この本で紹介した知恵に、本当に助けられているという事実。
5年たって、とても健康で、幸福になっているのは、
まぎれもなくこれらの知恵のおかげなの。
ただただ、感謝しかないという感じ。
では、さっそくふりかえってみよう。

この5年で結婚し移住した

この本の元となった単行本をつくってから5年。
わたし自身にも本当にたくさんの変化があったよ。

2011年にはまえがきにもあったとおり、東日本大震災があった。
その流れで、2008年からつくり続けている『マーマーマガジン』は、発行元から独立することになって、なんと、①編集部が出版社になることになった。
（もう、てんやわんやなんてものじゃなかったよ！）
これが2011年の年末のこと。

2012年には、個人的に、②なんだかわからないけれどショック、ということが立て続けに起こった。
人間関係で、理不尽というか、摩訶不思議というか、自

①2011年12月、マーマーマガジン編集部は、（株）エムエム・ブックスという出版社となりました。仕事や働くということについては、『わたしらしく働く！』（マガジンハウス＝著）という本に書かせていただきました

②自分でもどうして、こういうことが起こるのかわからないというようなできごとがいくつか起こりました。主に人間関係に関わることで、当時は、相当ショックでしたが、でも、今ではひとつの季節が終わってまた次の季節に移る前の嵐みたいなものだったのかなと解釈しています。外側に「問題」はないとすれば、すべて自分が見る必要があったことだったのかな、とも。人生には心身同様、「毒出し」をする時期があるような気がします

分自身ではどうしようもない、かつ、打ちのめされるようなできごとがいくつか起こった。
あれは何だったのか……。
冷えとり健康法的にいったら、③「めんげん」だったのかなと思っているのだけれど。

そんなこんなを乗り越えているうちに、思いも寄らぬところで出合いがあり、④2013年には結婚。

2014年は、暮らしや仕事の環境を整えたり、また「土とともに生きる暮らし」への思いが高まっていって……。

2015年春には、⑤岐阜への移住をした。
うーん。すごい変化。

この5年間という時間も、長いんだか短いんだか、ふりかえってもとても不思議な感じがする。

③漢字で書くと、瞑眩。好転反応のこと。本来、心身が快復していく際に出る症状のこと（26ページ）を指しますが、わたしは拡大解釈をして、生きていく上で起こるいわゆる「問題」も、「毒出し」や「浄化」も、ひとつの人生全体の「めんげん」と捉えるようになりました

④詳しくは『恋愛呼吸』（加藤俊朗さんとの共著　中央公論新社＝刊）へ。「何でも本にしている！」と思われるかもしれませんが、この本の製作がはじまったら、本当に、結婚相手が現れました。ウソみたいな本当の話です

⑤2015年春、東京の原宿から、岐阜の美濃市に移住しました

そして、あいもかわらず、この5年間の自分を冷えとりや瞑想、ホ・オポノポノといった知恵が支え続けてくれたんだよね。

人間の可能性はすごいのかも

冷えとり健康法はもちろん⑥続けてる。
⑦朝と晩の半身浴、⑧靴下やレギンスの重ねばきはもちろん、
⑨冷えとりファッションももちろん、続けてるよ。
⑩夏でも、下半身は厚く、上半身は薄くを実践しているの。
⑪湯たんぽも前よりしっかり使えるようになったよ。

食べ過ぎない、⑫よく嚙む、は……。

⑥時系列で読みたいかたは、この本の「冷えとり健康法」(20ページ)、次に、『自由な自分になる本』(アスペクト＝刊)をどうぞ。『自由な自分になる本』を書いたあとも、大きな「めんげん」を体験し、変化が続いています。なお、続けるコツは、体験談を読むこと。『マーマーマガジン』では、体験談を集めた『別冊マーマーマガジン body & soul』「冷えとり健康法」シリーズが出ているほか、WEBで、「冷えとりガールの集い」(murmurmagazine.com/hietorigirl/)を掲載しています。ぜひチェックしてみてください

⑦朝夕、それぞれ20分以上1時間程度は行っています。不調だなと思うときは、さらに2時間、3時間と時間を増やします。半身浴は正しく行えば、20分以上24時間行ってよいといわれています。寝付きが悪いときや早朝目が覚めたときなど「ラッキー」とばかりに半身浴をして過ごします

あまりできていないかな（がーん）。

それから、続けるにしたがって、冷えとりはつまるところ
◎「こころの冷え」⑬をとることにいきつく！
って思うようになったよ。

冷えとり健康法でいうところの「自分本位をやめる」ということだよね。
冷えとりを続けていて思うのは、冷えとりって最終的には「生きかた」につながるんだな、ということなの。

心身一如⑭。

⑧冷えとり健康法の靴下も、もちろん愛用しています。４枚重ねばきの時代がかなり長く続いて、ある頃から６枚、８枚と増えていって、今では、８～10枚以上のことも多い。ただ、岐阜に移住してからは、靴下が不思議と破れなくなりました（以前は、かかとや小指のところが本当によく破れていたのです）。冷えの出口が別の場所になったのか、もしくは、何かストレスが減って、足から毒出しをしなくなったのか。また時期によれば破れるようになるかも、とも思っています。なお、冷えとり健康法は、「靴下をはく健康法」ではなくて、あくまで、下半身と上半身の温度差をなくす＝「冷え」をとる健康法だと思っています。ベースは半身浴や日々の暮らし方、そしてこころのありようだとつくづく思っています

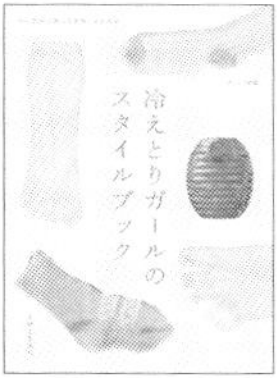

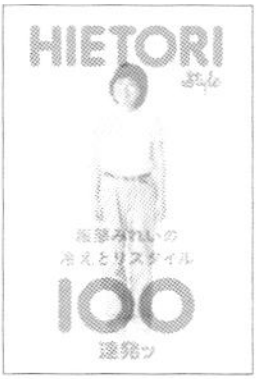

⑨冷えとりをしながらおしゃれもできる。そのヒントが満載です。初心者におすすめ。『冷えとりガールのスタイルブック』（主婦と生活社＝刊）、さらに、『服部みれいの冷えとりスタイル100連発ッ』（エムエム・ブックス＝刊）もおすすめです

こころとからだはひとつだから、からだから「冷え」がとれるとこころも本来の姿になり、逆にこころから「冷え」がとれると、からだからも「冷え」がとれる。
にわとりが先か卵が先か、という話だと思うんだけれど、最近では、この「こころ」のありよう、ということにとても興味をもっているよ。

ここからはあくまで仮説だけれど……
(実験途中ということね)
冷えとりでいえば「冷え」、大きくいえば、からだの中にたまった毒（未消化物、化学物質、薬など）や、こころの中の毒（わだかまり、思い込み、過去の傷などいろいろ）を浄化していくと、人間が、本来の自分の力を発

⑩夏ももちろん冷えとりをします。夏になっても上半身にくらべ下半身の温度は低いので、「冷え」はあるというわけです。クーラーなどでも冷えますしね

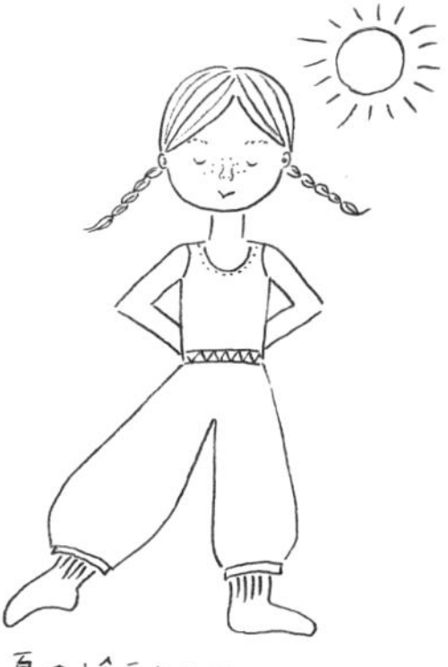

揮するようになるのかな、と思うのね。
まあ、そのおおもとにあるものを「自己治癒力」と呼んでもいいけれど、こう、もっと、壮大な、人間の可能性みたいなものが潜んでいるイメージなんだけれど……。

余分なものがとれていくと、[15]自分の中に眠る「自然」、誰の中にも存在する「神性」が発揮されるんじゃないかなと思っているんだ。
こころの冷えもからだの冷えもとれていって、心身が高

⑪陶器製のものを愛用（徐々に冷めていくものがよいといわれています）。湯たんぽは、冷えとりをはじめた当初、使ったり使わなかったりという感じだったのですが、今では年中、仕事場（デスクワークのとき足元において、毛布をかけて使っています）、就寝時（冬は、2～4個使います）と使用するようになりました。年数を経て、徐々に自分のからだの声を聴いて、あれこれできるようになってきました

⑫「よく噛む」は本当にわたしの課題。なんか、料理をいつまでも食べているというのがあまり好きじゃないみたいで……（きっと量をすごく減らせばいいんですよね）。あいかわらず試行錯誤中です。でも、ひと口目をまず50回噛む、など自分なりに工夫しています。なお、噛むということについては、五木寛之さんの『養生の実技』（角川oneテーマ21）がおもしろかったです

⑬こころの冷えは4つ。傲慢（いばり返る、人を見下す、見栄を張る、感謝しない、卑屈）。冷酷（冷たい、自分の都合しか考えない、他人に対する思いやりがない）、利己（自分の身の安全、安心、安楽だけを求める、無精、食べ過ぎる）、強欲（欲が深い、努力や能力以上のものをほしがる）。これらがからだの部位、不調とも関係しています

い健康状態になったときって、人間って思いもよらぬ可能性を発揮できるんじゃないかって。

たとえば、思いもよらないシンクロニシティを体験したり、自然に災難から逃れることができたり、けがや病気の治癒についても時間がびっくりするほど早くなったり、必要な知らせが必要なタイミングでやってくるような……。
まあ、簡単にいったら運がよくなる、という感じかな。
運命がよくなる、というか。
もっといえば、自分の足で、自分の力で、自立して生きられるようになる。
誰かやものに依存するのではなくて、こまめに動けるようになって、でも、小さい力で大きなことができるようになる――。
そんなことを冷えとりを続けていてつくづく感じてる。

⑭こころとからだがひとつ、という意味。冷えとり健康法では、内臓との関係をこのように捉えています。『別冊マーマーマガジン body & soul 3』４ページより抜粋。冷えとり健康法から見た内臓の毒出しによるおもな症状

肝臓→不眠、内くるぶし、右わき腹などおもにからだの右側に起こる症状
腎臓→腰痛、結石、おもに外くるぶしのまわりに起こる症状
肺→おもに皮膚、呼吸器、体内の内膜や腹膜、粘膜に起こる症状
消化器→おもに膝、股関節、すべての関節にある軟骨、リンパ、むこうずねに起こる症状、口内炎など口の中の炎症
心臓→おもに舌やすべての血管に起こる症状

☆婦人科系は、主に肝臓や腎臓からの毒出しとして症状が出やすいそうです。ふくらはぎの症状のほかには、靴下のかかとや小指に穴が空くなどの現象が起こりやすいです

この5年で実践した＆出合った知恵

冷えとり以外でいったら瞑想ももちろん続けているよ。

白湯飲みはもちろん、お昼ごはんをしっかり食べるという食べ方も続けてる。

オイルマッサージは、毎日はしていないけれど、ときどき、ヴァータのオイルを使って行っているよ。
生活が落ち着いてきたらまた前のように毎日やりたいなって思ってる。

ホ・オポノポノの部屋の大浄化作戦も、あと布ナプキンももちろん、続けているよ。

ただ、たとえば、オイルマッサージをちょっぴりさぼっているように、部屋の大浄化作戦（スペースクリアリング）も、ものすごくこまめにできているわけじゃない。
この本に書いてあることをわたし自身、ものすごく厳格に守って何もかもきっちりやっているわけじゃないの。
しばらくやってなくて、またやってみるか、ということもあるし、またこの先やりはじめようかなということもある。

⑮この考え方についてさらにくわしく知りたいかたは『わたしの中の自然に目覚めて生きるのです』（服部みれい＝著　筑摩書房＝刊）をチェックしてみてください

本当に、自分自身の中に眠る自然の声を聴いて、自然に行うのが何よりいいと思っているよ。
自分のからだだって、森が変化するように、日々変化しているのだからね。
ずっと同じ、ということは、ない。

実際、からだやこころが浄化されればされるほど、また、自分自身に必要なもの、必要な人と出合うようになるし、自分自身も、たまねぎの皮をむくように、本当にあたらしくなり続けていくんだよね。

はてしのない話！

さて、そんな中、この5年間で、こういったことに加えて試しはじめたことをご紹介するよ。

ひとつは、塩浴⑯。

簡単にいえば、海水から作った塩を溶かしたお湯（塩

⑯『マーマーマガジン』21号「塩浴のすべて」より抜粋。この塩浴特集のほか、さらにくわしく知りたいかたは、『塩だけで髪もからだも洗ってしまう新習慣——塩浴生活をはじめよう！』（松本和子＝著　KADOKAWA/メディアファクトリー＝刊）が、おすすめ

湯）をからだに塗る、というもの。
やり方は次ページ～見てね。

わたしは、からだは、石けんはもちろん、もう塩すら加えず、お湯だけで洗っているよ。
髪の毛は、塩浴をしばらく続けていたけれど、今は毎日はできていないの。
でも、時々、髪の毛も⑰どうしようもなく塩浴したくなるときがあって……。
そういうときに、取り入れている。
あとね、すごく疲れたときは、この塩浴のアレンジとして⑱自分に盛り塩もして（笑）！　半身浴＆塩浴をしているよ。これも、すごく気持ちいい！
いずれにしても、塩浴をするとこころもからだもさっぱりする。
これは、すぐにできると思うから、なんだか疲れたナ、もやもやしているナ、なんてときにぜひトライしてみて。

⑰心身ともに疲れているときや、人疲れしたときなど。ちなみに、わたしのまわりでは塩浴だけでからだも髪も洗っている人がとても多いです。みんな、肌はすべすべ、髪もさらさら。油分などが出る時期を過ぎると、すっきりしだすようです

⑱半身浴をするときに、頭の上に塩をたっぷり盛って入ります。グラビアアイドルの人たちが撮影などのあとにやるのが流行っているという噂を聞いて……。そのあとで塩浴します。何か効用があるかどうかというより、気分の問題かもしれません

塩浴とは

塩浴は、「伯方（はかた）の塩」で知られる（株）伯方塩業の創立メンバーのひとり、松本永光さん（1931 ~ 2001年）が、北海道の医師・湯浅寛さん（1915 ~ 2009）から教えを受け、自ら研究と実践を重ねた入浴法です。高濃度の塩湯を全身に塗ることで、塩の浸透圧を利用して汗を出しやすくし、からだの中の余分な皮脂や汚れの排出をうながす仕組み。塩自体に洗浄力はありませんが、古い皮脂や老廃物がよりスムーズに排出されるように、触媒として機能します。塩浴ならすすぎの水も少なくて済むので、環境にもやさしく、誰でも、今日からはじめられる手軽さも魅力のひとつです。

まず知っておきたい！　塩浴きほんのき

1　食用塩を使います

香料、着色料、防腐剤、ハーブなどの抽出エキス、はちみつなどの添加物のない塩を選びます。塩化ナトリウム純度の高すぎる精製塩は避けて。購入の際は、パッケージの製法表示*にも注目を。

＊製法表示……原材料の種類や産地、塩ができるまでの工程が記載されています。くわしい見かたは食用塩公正取引協議会のHP「よくある質問」へ。
💻www.salt-fair.jp/

2　温風ドライヤーは使いません

ドライヤーの熱は髪や皮膚を傷めることも。洗髪後は、タオルなどで拭いてできるだけ自然乾燥を。

3　石けん、シャンプー、リンス、トリートメントは使いません

髪、顔、からだのすべてを塩湯だけで洗います。古い皮脂や老廃物が排出されてきれいになった毛穴を、石けんやシャンプーなどの残留物で再びふさがないようにしましょう。

4　整髪料、化粧水、乳液、美容液は使いません

塩浴後、肌や髪には何もつけません。塩浴は、肌本来の機能を回復させるためのもの。続けるうちに、自然と基礎化粧品も不要になってきます。ファンデーションや強すぎる日焼け止めも控えたほうが、より塩浴の効果を実感できます。

5　旬の食べものを意識します

食材を選ぶときは、ぜひ旬のものを。からだをつくる食べものはとても大切なもの。食べたものによって、皮脂の出かたやにおいも変化します。肉類を多くとりすぎると肌や髪がべたついたり、においがきつくなったりすることも。

6　「気持ちいい」を基準に

顔やからだつき、生活習慣が一人ひとり違うように、自分に合う塩や塩浴に適した塩の量は人それぞれ。五感を研ぎ澄ませて自分のからだと向き合ってみて。

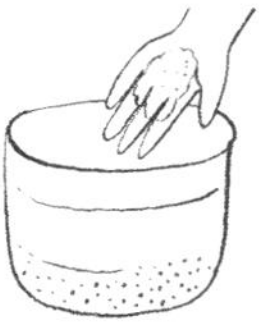

0　はじめる前に塩湯を用意します

まずは塩浴に使うための**「塩湯」**を用意しましょう。手がすんなり入る広口の容器に500ml程度のお湯を入れ、完全には溶けきらない量の塩を入れます。これを飽和食塩水といいます。あとはお好みで、この塩湯を薄めて使います。**濃度は「なめておいしい程度」**をひとつの目安に。試しながら、自分に合った塩の適量を見つけましょう。

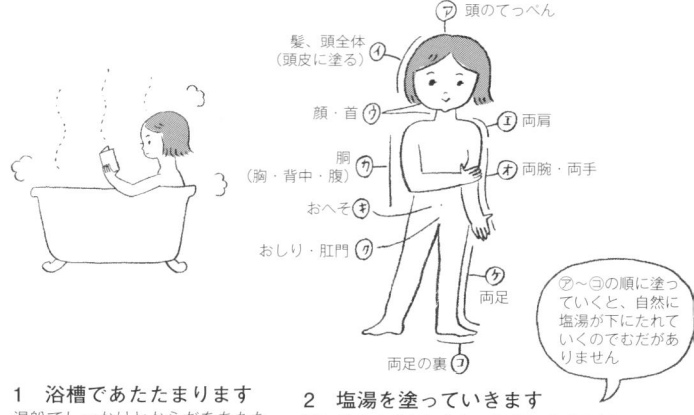

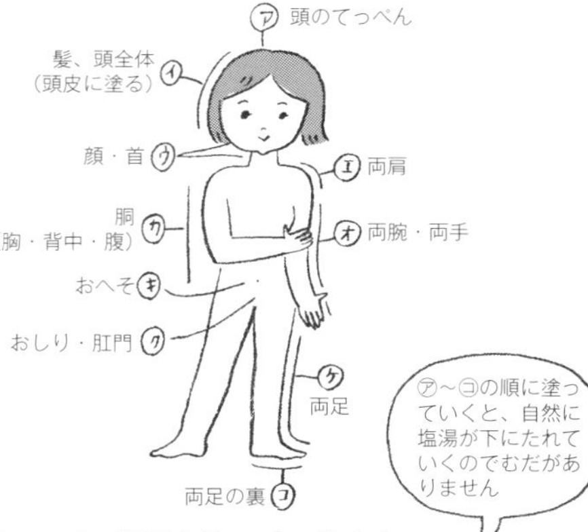

1　浴槽であたたまります

湯船でしっかりとからだをあたためて**毛穴を広げ、皮脂を出しやすくします**。冷えとりをしている人は、いつもの半身浴でOKです。

2　塩湯を塗っていきます

肌に爪を立てないよう、やさしくソフトに。**絶対に粒状のままの塩で肌をこすらないこと！**　基本は手で塗りますが、届かないところはタオルや柄つきブラシを使用してもOK。濃い塩水が目に入るとしみるので、目を洗う場合は別途薄めた塩湯で洗って。

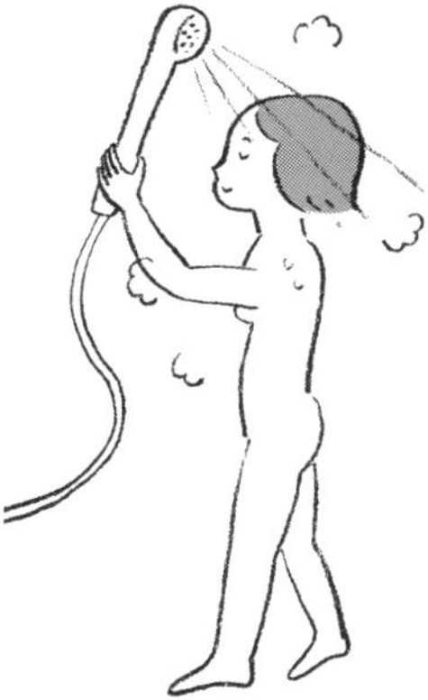

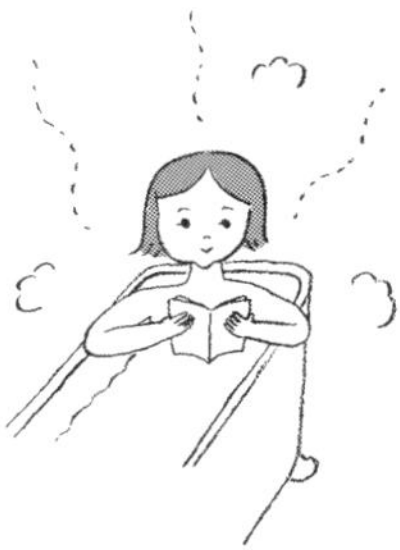

3　お湯で洗い流します

塩湯を塗って5～10回ほどなでると、肌がヌルヌルとしてきます。これが、「皮脂が出てきている」サイン。お湯で塩分と汗、皮脂、汚れを洗い流します。肌に塩分が残らないよう、しっかり洗い流して。

4　再び、浴槽であたたまります

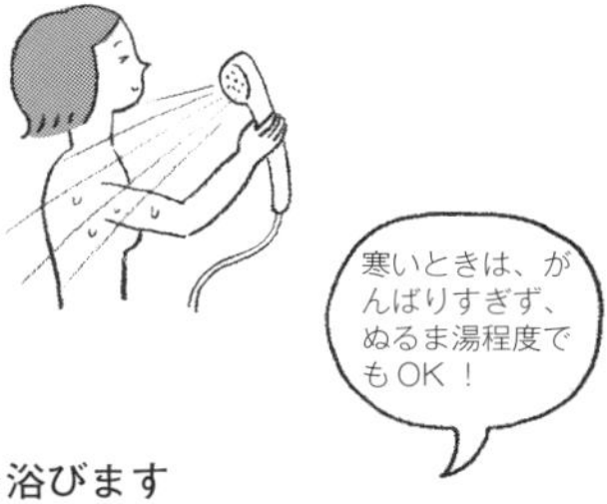
寒いときは、がんばりすぎず、ぬるま湯程度でもOK！

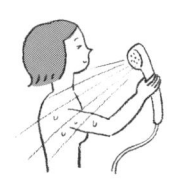

5　仕上げに冷水を浴びます

古い皮脂が出きったところで、冷水を浴びて、あたらしい皮脂を固めます。あたらしい皮脂は体温で徐々に溶け、髪や肌を守ります。

あと、最近よく取り入れているのが、こんにゃく湿布[19]と温灸。

東京から地方に引っ越しをして、想像もしていなかったことなんだけれど、引っ越したところがなかなか湿気が多い土地で。このふたつは、欠かせないものとなってる。

さらにいえば、数年前には、パンチャカルマ（63ページ）以外に純粋な断食を数回にわたって体験したよ。
これも本当にすばらしい体験だった。
専門家について行う断食なんだけれど、断食をすると「調子がよくなる」という状態をさらに超えて、本当に、びっくりするほど自分が研ぎ澄まされるという感覚になる。
いかに、ふだん食べ過ぎているか……。

そうそう食べ過ぎといえば、「不食」[20]という世界との出合いもあった。
「不食」……、そう、断食でもなく、少食でもなくもう

⑲鍋でこんにゃくを１枚丸ごと10分〜20分ほどゆでる。それをタオルでくるみ、横になるなどして、肩甲骨や背中、腰、おなかなどに20分〜30分ほど当てる。『家庭で出来る自然療法』（東城百合子＝著　あなたと健康社＝刊）によれば、「胃腸病、風邪、熱、慢性病、がん、高血圧、腎臓、肝臓、糖尿、結核その他疲労には大変よい方法」とのこと。「体内の毒素を出し、新陳代謝を助け、肝、腎を刺激してよく働かせますから全身の強壮法です」とあります。なお、使ったこんにゃくは、水の入った容器に入れて冷蔵庫に入れておけば、小さくなるまで何度でも使えます。ただし、湿布に使ったこんにゃくは食べないこと

何も食べない、という人がこの世界にはいるの。

「ええっ!?　そんなバカな！」って思う？
でも、実在しているんだよ。
しかも、どうも人口として増えているみたいなの。
わたしはこの現象をとてもおもしろいと思っている。

不食の世界について知りたい方は、ぜひ、関連本をお読みいただきたいのだけれど、医療、経済、農業など、ある意味、なにもかもひっくり変えるトピックスだと思ってる。

現代人があまりに「食べないと生きていけない」と思い込みすぎているせいなのか、思ったより、話題にならないなあと思っているんだけれど。

⑳『マーマーマガジン フォーメン』創刊号「不食と少食」をぜひ。『食べない人たち――「不食」が人を健康にする』（秋山佳胤、森美智代、山田鷹夫＝著　マキノ出版＝刊）、『「食べない」生き方』（森美智代＝著　サンマーク出版＝刊）がわかりやすい。さらにくわしく知りたい人は、20年以上「不食」を続ける著者による『リヴィング・オン・ライト』（ジャスムヒーン＝著、埴原由美＝訳　ナチュラルスピリット＝刊）がおすすめ。「不食」については、「食べる／食べない」が「いい／悪い」という議論などよりも、「そういう状態の人が世界中にいるという事実」を知ることがまず大切だと思っています。「不食」や「少食」実践者の意識やこころの状態にも、とても高い関心をもっています。実際、わたしのまわりでも、驚くほどごく少食でとても高い健康状態を実現している人が何人もいます

自分で行う知恵としては、
◎カードリーディング[21]
も続けてる。ちょっとしたヒントがほしいときに、メッセージがもらえるよ。

あと本でいうと
◎バシャール[22]
の本も気に入って熱心に読むようになった。
バシャールの「ワクワク」の波動に、いつも、陽気なエネルギーをもらっているよ。

地方に移住してからは
◎ビジョンヨガ[23]
というヨガもスタートした。
ヨガ、どのヨガもすごくいいなと思うんだけれど、何か自分では続けられなくて。
でも、このビジョンヨガは自分に合っているみたい。
ポーズもハードじゃないし、内面にすっと入っていくのがとても気持ちよくて、とても気に入ってる。
ふだんの生活でも耳をひっぱったり、足裏をマッサージしたりが習慣になっているよ。

あと、本で紹介していないものでいえば、歯磨きを、歯

㉑「天使カード」と呼ばれるもの。1枚または3枚ひいて、そのカードからメッセージをもらいます。ドリーン・バーチューの「オラクルカード」シリーズのほか、大野百合子さんの「日本の神さまカード」も愛用しています

磨き粉なしで磨くようになった。
これは、ある歯医者さんの指導によるものなんだけれど
簡単にいえば、㉔自分の唾液で、歯を磨くという方法なの。

また、続いているものとして、㉕グリーンスムージーもある。
ロシア系アメリカ人のブーテンコさんという人の本を読んで、また実際はじめてみたら、本当にからだが快調で！
どこか不食、少食への入り口という気持ちもあるし、純粋に、おいしいから飲んでいるというのもある。

ブームからかなり遅れてのスタートだったけれど、まあ、これも自分のタイミングってものがあるよね。
朝、お白湯を飲んで、そのあと、半身浴して、瞑想したあとにグリーンスムージーを飲んでいます。
もし気になる人は、ブーテンコさんの本を読んでみてほしいな。

㉒ダリル・アンカという男性がチャネリングする地球外生命体のこと。バシャール以外にも、シルバー・バーチ、リサ・ロイヤル、セスなどの本も愛読しています。想像を超えるヒントがもらえることが多く、折に触れて読むことが多いです。精神世界系の書物やトピックスについてアレルギーがあるかたもいるかもしれませんが、どの分野にも、自分と合うもの／合わないものがあり、自分にとっておもしろいもの／おもしろくないものがある。カテゴリーで「いい／悪い」を決めるのではなくて、自分の直感が大切かなと思っています。なお、何かについてものすごく「反応」してしまう場合（アレルギーがある、きらい、批判するなど）、たいていは、実は何か「ご縁」があるような気も。自分と関係ないものなら無視すればいいわけで……。出合うタイミングもある気がします。バシャールは、最初知ったときにはなんとも思いませんでしたが、数年たって突然こころに飛び込んでくるようになりました。みなさんにも、すばらしいアイデアやヒントとの出合いがありますように

あたらしい時代は幸福の時代

あらためて、こういう知恵を試してきて思うんだけれど、どの知恵も山登りでたとえると登山口が違うだけで、高くあがっていけばいくほど、同じ景色になるんじゃないかなあ、ということなの。

どれがいい、どれが悪いということもない。
どれが早い、どれが遅いということもない。
ただ、そのときどきの自分に必要で出合うもの。
以上、おしまい、って感じなんだよね。

やってもいいし、やらなくてもいい。
本当にそう思うよ。

ただね、何か人生で行き詰まりを感じているとか、今の状況を変えたいな、とか、迷ったりしているときに、想

㉓筋肉をゆるめてからだの凝りをほぐすことで、こころの凝りもほぐしていくというヨガ。痛いけど気持ちいい「(通称「イタきも」) の部分へ意識を向けて呼吸を行っていくシンプルなボディワークで、この「イタきも」の刺激が心身の滞りを溶かし、本来の自分を取り戻していくといわれています。１９９４年、大石健一さんが創設したヨガで、全国にインストラクターがいます

㉔このブラッシング法についてくわしくは、2016年に発刊予定の『マーマーマガジン』リニューアル22号に掲載予定です

像を超えるようなヒントをこういった知恵はもたらしてくれるよね。もっといったら、こういった知恵を試すことで自分と向き合うことになって、そうして、自分の中に思いも寄らぬヒントがみつかる、という感じ。

大切なのはね、とにかく、誰かと比べないこと。
比べたくなったら過去の自分と。
これが、最重要ポイントだよ。

100人いたら100通りの人生があって、合うもの合わないものも人によってまったく違う。
自分がいいと思ったものだって、誰かには合わない可能性がある。

そうそう、自分がいいな！　と思う知恵が出てきたら、なにはともあれ、まず、自分がやることなんだよね。
自分が見ている景色が、自分の鏡、自分の反映だとする

㉕グリーンスムージーとは、グリーン（生の緑の葉野菜）とフルーツと水をブレンダーで混ぜ合わせたもののこと（ほかのものは入れないでつくる）。グリーンスムージーの生みの親、ヴィクトリア・ブーテンコさんの著書『グリーン・フォー・ライフ』（高木書房＝刊）、『グリーンスムージー・レボリューション――緑の葉とともに健康に躍進するための170レシピ』（医道の日本社＝刊）を読んで、目から何度もウロコが落ち&膝を何度も打ち、スタートしました。
グリーンスムージーのサイト（www.greensmoothie.jp/）もとても参考になります。でも何よりもぜひ、ブーテンコさんの本を読んでみてほしいです！　本としても純粋におもしろいんです（くどくてごめんなさい）

ならば、自分が変わるしか世界って変えられないよ。

はっ！　ひとつ思い出した。
◎奇跡のコース㉖
との出合いもありました！

少し前から大人気の
◎非二元論㉗
にまつわる本もいくつか読んでいるよ。

これらの世界はまだ、歩みはじめたばかりで、語れることが少ないんだけれど、でも、とても自分が影響を受けていると感じる。

㉖1976年、アメリカのコロンビア大学のヘレン・シャックマン（医療心理学）、ウィリアム・セットフォード（臨床心理学）、ケネス・ワプニック（児童心理学）3人による「奇跡講座」のこと。テキスト、ワークブック、指導要綱の3部構成で成り立ち、主に、ワークブックを1年かけて独習する。「自分の外にあるはずの世界も、実際は心理的投影であり、この幻影にコントロールされて自他を裁く感情を正当化している限り、『現実』は認識されないとする」＝不二一元論を展開。わたしは、はじめ、ゲイリー・レナードの『神の使者』（河出書房新社＝刊）とその続編を読み、読書中何度も立ちくらみするくらいの衝撃を受けました。その後、日本でようやく翻訳本が出た際には、興奮して発売日に本を購入しにいったくせに、ワークブックはまだ完了していないというていたらく……。それでも、この「コース」にとても自分が影響を受けていると感じています。「奇跡講座」の原題「A Course in Miracles（ア・コース・イン・ミラクルズ）」の略＝ACIMの名でも知られています

いや、わたしが、こういう、あたらしい意識の世界についてある人から教わってきたこととあまりに同じで……知ったときにはすごくうれしかった！
（そしてもっと知りたい！　という感じ）

今、世界は本当にどんどんあたらしくなろうとしていて、人間の意識も、あたらしくなりつつある。

この本で紹介したのは、そんなあたらしい時代を、あたらしい意識で生き抜くために伴走役となってくれる知恵ばかり。でも、この本に紹介していないものでも、自分自身でぜひ出合ってほしいな。

あ、でも、自分じゃまったくわからない！　というならば、この本に書いてある知恵をひとつ、ふたつ、試してみてもいいかもしれないね。

からだやこころから、何か毒……毒というとちょっぴり激しいけれど……ずっと溜まっていた何かが少しずつ外れる時、自分が勝手にはめていた「色めがね」も外れるようなんだよね。

㉗非二元論（ノンデュアリティ）の世界について、奇跡のコース関連以外で、わたしが読んだ本は、『人をめぐる冒険』（高木悠鼓＝著　マホロバアート＝刊）、『わかっちゃった人たち』（サリー・ボンジャース＝著　ブイツーソリューション＝刊）など。す・ご・く、おもしろいです!!

この「色めがね」が外れれば外れるほど、自分に必要なものが、自分の力でわかるようになるよ。
そうしたらしめたもの。

少しずつ、少しずつ、人生が、自分自身に近づいてくるようになる。
なんというか、ま、生きやすくなるって感じかな。
いや、生きやすくなるを超えて、ここちよく、幸福になる、という感じだね。

人って、本当に、幸福でいることが大切。

幸福であり続けることを、まず、自分で自分に許可をして、どうぞ、想像を超える幸福を手に入れることを恐れないでね。

自分の中に眠る自然を感じて、自然を信じて生きるって、すごく自由で幸福なことだよ。

そうそう、自分自身がね、とても自由で幸福な状態になると、どうやら、自分自身という「存在」がそこにいるだけで、まわりが自然に変化していく（！）ということが起こるみたい。

誰かや何かをコントロールしよう、なんて思わなくとも、「自然」が自分に味方して、その場、そのときに必要なことを起こすようになるんだよね。

すごい！

わたしも、まだまだこの旅をたのしむ予定。
みなさんも、どうぞ、存分に、自分自身でいることを、たのしんでね。

☆今日すぐにできること
この本に書いてある知恵で気になったものをはじめる準備をする

☆近いうちにできること
この本に書いてある知恵を試してみる
または、自分自身で気になっている、自分自身を浄化する方法を調べたり、はじめたりしてみる

☆将来おすすめしたいトライ
こういった知恵をやっていてもやっていなくてもいいという境地に達する、また、自分自身という存在が、ただ在るだけで、心地よいという体験をする

◎おすすめの本
注でご紹介した本がおすすめです

あたらしい自分になっていくときに起こりうるリスト

あたらしくなっていくときに
起こる変化の特徴を書いてみます。
もちろん、その変化の様子は
ひとそれぞれ。
あたらしくなっていくときの
目安にしてください。

起こりうる10のリスト

人間関係が変わる
古くなった人間関係が、かさぶたがとれるように、はがれていく。それは決してさみしいことじゃないよ。いっしょにいたくない友人とむりにいる必要はない。恋人やパートナーもしかり。結婚していたって、変わるときは変わる。それは自然な変化だから、変化を受け入れたほうが、自分やパートナーにとっても、かならずやよりよいことが起こるの。どうか、「ひと」や「思い込み」、「世間体」に引っ張られないで

食べものが変わる
前においしいと思っていたものをおいしいと思わなくなることも多いよ。そのかわり、あたらしい自分に合うものを好きになるし、そういうものを食べられる環境も整っていくよ

服装が変わる
服の趣味やもっている服、好きな色が変わる。ある日、今まで着ていた服が、ちっともいいと思えなくなったなら、あなたがあたらしくなってきた証だよ

仕事が変わる
仕事や職業が変わることも。どうかおそれないで！　前の仕事は、古い自分に合う仕事だったのだよね

住むところが変わる
古い自分に合っていた部屋や家も、もはや合わなくなると、あたらしいところに変わるか、リフォームするか、激しく模様替えをすることになるはず

自分の顔つきが変わる
ひとになんか変わったねといわれたり、ほめられたりすることが増えるかも。喜んで！　それをぜひ受け入れて！

化粧品やスキンケアが変わる
以前よりもっと自分にやさしいもの、自分が愛せるものを選ぶようになるよ

髪型がより似合うものになる
もっともっと自分に似合う髪型がみつかるよ

声や文字が変わる

自分ではわかりづらいかもしれないけど、聴こえやすく心地よい声になるよ。書く文字が変わる人もいるよ。

入るお店が変わる

行きたいお店がきっと変わるはず。義理堅く、前に行っていたお店に通い続ける必要はない。自分の直感を信じて

名前が変わる

あたらしい姓になったり、今名乗っている姓が旧姓に戻ることも。もしくは、自分にペンネームができたり、呼び名が変わることもある。また、自然に姓名判断のようなものに出合って、あたらしい名前を授かるひとも

☆もちろん、変わっていくものもあれば変わらないものだってある。だから心配はないよ

☆上記のことを先にすることで、あたらしい自分になっていくのも手だよ

さらにその変化について心配になったら

この10のリストにあるようなことが起こって、何かが変わってきたけれど、その変化って大丈夫なのかな？　と心配になったら、これをチェックしてみて。これらの中のことが、ひとつでも起こったら、あなたが変わりはじめた証拠だよ

変わってからのほうが、

・苦労が多いようだけど、喜びも多い
・周囲の人間関係が気楽で問題がない
・たのしい
・静かでおだやかだ
・収入が増えた
・好きなことをしている
・食べものがおいしく感じられる
・健康になっているか、健康につながることをしている
・不安や心配が減っている、またはなくなっている
・まわりの「いいこと」に自然に目が向く
・ぴかぴか輝いているように感じる
・自分が美しくなっていると感じる
・自分自身を好きと思える
・感謝することが増える

あくまでこのリストは目安。これ以外にも自分に心地よい変化がおとずれたらぜひ祝福を！　もしも自分にとって不快なことがあまりにも続くなら、方法を変えてみるのも手かもしれないね。ただ、あせらないことも大切。ぜひ、自分が信じられる方法を、ひとつ、ふたつと、結果を期待しないで続けてみてね。

あとがき

「よくもまあ、こんなにいろいろと試したもんだ」なんて声が聞こえてきそうです。

「自分の不調をなんとかしたい」という気持ちももちろんあったのですが、それよりも、からだやこころのことをクリーニングしていくのは、なんというか、とても楽しいことなのです。自分の本当のポテンシャルに気づいて、年を重ねるごとに、豊かになる自分に出合うというのは、ほかには代えがたい体験です。

冷えとりでいえば、冷えをとっていくこと。アーユルヴェーダでいえば、完全なもの、至福のものに触れる体験を重ねていくこと。ホ・オポノポノでいえば、記憶をクリーニングし続けること。それらを続けていって、自分があたらしくなっていくのって、決して悪くない経験なのです。

この本は、旅の途中にある旅行案内所のような存在です。登山でたとえるなら、さまざまな人に、その人に合ったルートを編集者として紹介したいという気持ちがいつもあります。
ルートに自由あれ。

世の中にはすぐれた知恵が本当にたくさんあります。ぜひ、ご自分に合うものに出合っていただきたいなと思います。なにせ、自分が本当に信じるものをやることがとても大事です。西洋医学であれ、代替医療であれ、何であれ。また「自分に合ったもの」を行うことも大切です。実は、もっともっと紹介したいルート（＝知恵）もあるのですが、(「あれから５年たって」の知恵を除いて）今回は10個に厳選しました。この中から、なにか自分らしいルート発見のヒントが見つかったなら、こんなにうれしいことはありません。

一方で、今回ご紹介した10の知恵のうち、特に冷えとり健康法、アーユルヴェーダ、ホ・オポノポノは、それぞれに驚くほど深淵な知恵がたっぷりと含まれています。どれかひとつをしっかりやるということでも、充分一生をかけてあまりある世界があるということを、ぜひ、みなさんに、強くお伝えしておきたいなと思います。

社会全体がめんげん（好転反応）を体験しているような、大変化のとき、わたしは、たくさんのひとびとが、ひと昔前ならば、ごく一部の聖者などにしか知らされていなかった知恵を、とても自然に受け取っているような気がしています。そうして、そのひとたちが、本当の意味で自立し、「悟りの入り口」に立とうとしている時代のように感じています。自分に目覚め、「自分自身」に生きることに向かう時代。嘘のつけない時代。というか、そうしなければ、もう、この社会が、自然が、限界なのだろうと思います。めんげんは、一見つらいですが、でも、全体が根本から大掃除される、とてもいいことなのだと信じています。

誰かや、何かをよくしようとする、いちばんの近道は、自分自身をよくすることです。自分が内側から美しくなることは、まわりのひとたちが美しくなることと、実はつながっています。自分が浄化され元気になることは、どこかでめぐりめぐって、地球がそうなることと関連していると直感しています。
本当におもしろい時代に生まれたなあ！　とつくづく思います。

あらためましてこの本に登場してくださったみなさま、またたくさんの良質な知恵を教えてくださったみなさまに、こころから御礼を申しあげます。

また、この本をつくるにあたり、根気よくたくさんのイラストを描いてくれた平松モモコさん、いつも胸が躍るようなデザインをしてくださる中島基文さん、単行本の編集を担当してくださったアスペクトの野田理絵さんにこころから、山盛りいっぱいのお礼をいいます。本当にありがとうございました。

文庫化に際しましては、筑摩書房の井口かおりさんにとても情熱的にご尽力いただきました。ありがとうございました。また、解説文を書いてくださった辛酸なめ子さんにもこころから御礼を申しあげます（大感激！　でした！）。ありがとうございました。

またどこかでお目にかかれることをたのしみに！

2011年冬そして2016年春に　著者しるす

解説　光の柱が立っている楽になる本

辛酸なめ子

女子アナとか女優とか、きれいな人ほどやっている冷えとり健康法。その元ネタというか発信源は、服部みれいさんの著書や雑誌だと推測されます。

多くの女性にあたらしい道を示した啓蒙の書『あたらしい自分になる本』。この本が出たとき、書店で素敵なデザインが目を引いただけでなく、本から光の柱が立っているような、世の女性にとっての希望だと感じました。今は女性にとって何かと生きづらい時代で、輝きながら出産しろとか、無理難題を押し付けられるだけでなく、ルックスを保たないと劣化とか言われるし、メイクやファッションも日本女性の高いクオリティーを守らなければなりません。前髪が変なふうに割れていただけで、ヒールがちょっと折れていただけで、ネイルがはげていただけで、女子失格の烙印を押されかねないシビアな現実。さらに経済的にも厳しくなってきて、税金も保険も上がっていくけれど国はたよりにならないし、世の男性は甲斐性がない。自分でなんとかしなければと焦燥にかられたときに、この本を読むとふっと楽になります。それと同時に、女性が本当の自分を探求することで、表面的なモテ術にはよらない、真の魅力が現れるという、ありがたい本。服部さんが本能と直感で選んださまざまな手法やライフスタイルはどれもまちがいない感じです。

冷えとり健康法やアーユルヴェーダ、ホ・オポノポノ、瞑想、スペース・クリアリング、etc……。個人的にも興味があったりやってみたりした分野が多く(挫折もありますが……)、服部さんのフレンドリーな文体で紹介されると、よりいっそう身近に感じられます。「○○だよね」「○○なんだ」「○○かな」といったタメ口はまるで旧知の友達に語りかけられているようで、頭にすっと入ってきます。いつも敬語に囚われている身としては、こういう文章が書けるのがうらやましいです。オープンマインドでチャクラも開いてないと書けません。

また、詩人でいらっしゃるので素敵な表現も多いです。冷えとり靴下の感触について「イメージでいうと、卵白にくるまれている感じ」「とてもやわらかいものに、ほわほわっと包まれているという感じなんだ」、類は友を呼ぶという話で「さみしいひとはさみしいひとを引き寄せ、傷ついたひとは傷ついたひとを引き寄せる」、瞑想している人たちについて「おおらかだし、やわらかい質があって、きまじめさがなくて、ふわっとしてるというか、ふにゃっとしてるというか」、生理用ナプキンに経血が広がる「むはーっ」という擬音など、二度見、三度見してしまう表現で、それにより潜在意識にインプットされます。ナプキンといえば、打ち合わせのとき、夜用のナプキンがなぜか３個机の上に出てきて男性に見られた話が鮮烈なインパクトでした。このエピソードだけでも、服部さんへの信頼感が高まります。嘘をつけない、ほんとうのことしか言わない率直な方だということが伝わります。

瞑想についての項で、「とにかく、ものをよく忘れるようになった」というのは、同じく瞑想をしていてもの忘れが激しいのでちょっと安心しました。３日前のこともだいたい覚えていないのですが、これからは、いまこの瞬間に生きているから、ということにします。

「自分が自分らしくなっていくときに、黒を着なくなる」というのも納得させられました。黒はいきがっているとき、威圧感を出したいときに着るものかもしれません。モードはさびしさを引き寄せます。

心に刺さったというか耳が痛かったのは、冷えについての項目です。

「なんかぽちゃぽちゃして、ぶよぶよして、冷えて滞っている感じ」

血や気がうまく巡っていない体の表現で、言い得て妙で、たしかにそんな感じです。1回冷えとり靴下に挑戦したことがあるのですが、５本指ソックスと重ねばきの難易度の高さに挫折してしまいました。５本指ソックスに対する妙な羞恥心も払拭できず……。効能のすばらしさを改めて知ったのでまた挑戦したいです。

また、食事についても思い当たる節が。

「つくってから時間がたつと、タマスという質が増えて、オージャスはなくなる」だそうで、デパ地下の作り置きの惣菜ばかり食べている私はタマスたまりまくりです。冷えとタマスをなんとかすれば人生が好転して、フレンドリーな文章も書けるようになるでしょうか？　こうして解説のお仕事でまたこの本と出会えたのも運命な気がします。読者の方もこの文庫を手に取ったのはハイアーセルフの導きかもしれません。あたらしい自分になれば、潜在意識で皆とつながって、心強く生きていけそうです。

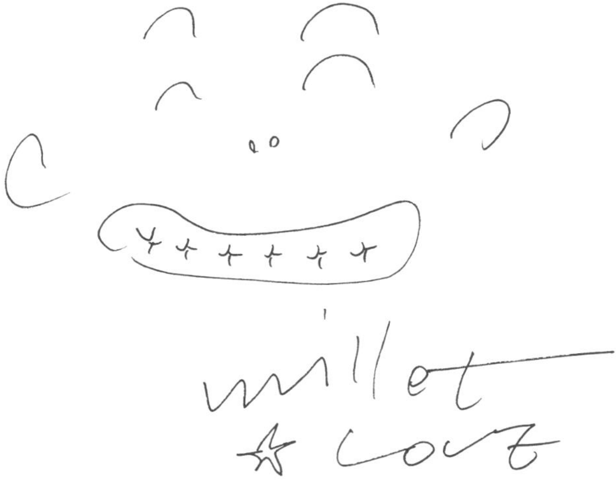

服部みれい（はっとりみれい）

文筆家、『murmur magazine（マーマーマガジン）』編集長、詩人。冷えとりグッズを扱う「マーマーなブックス アンド ソックス」（mmbs）（murmur-books-socks.com/）主宰。育児雑誌の編集者を経て、ファッション誌のライティング、書籍などの編集、執筆を行う。2008年に『murmur magazine』を創刊。あたらしい時代を生きるためのホリスティックな知恵を厳選して発信。代替医療に関する書籍の企画・編集も多数手がける。著書に、『SELF CLEANING BOOK 2 自由な自分になる本』（アスペクト）、『なにかいいこと 自分をほどく知恵のことば』（イースト・プレス＝刊）、『わたしが輝くオージャスの秘密』（蓮村誠さん監修　ちくま文庫）、『あたらしい結婚日記』『わたしのヒント』『あたらしい東京日記』（大和書房）、『わたしらしく働く！』（マガジンハウス）、『服部みれい詩集 甘い、甘い、甘くて甘い』（エムエム・ブックス＝刊）、『あたらしい食のABC』（WAVE出版＝刊）、『服部みれい詩集 だからもう はい、すきですという』（ナナロク社＝刊）、『恋愛呼吸』（加藤俊朗さんとの共著 中央公論新社＝刊）がある。●服部みれいHP ☞ hattorimirei.com/ ●エムエム・ブックスHP murmurmagazine.com/

本書は、2011年2月、『SELF CLEANING BOOK　あたらしい自分になる本』の書名でアスペクトから刊行された単行本を編集し、書き下ろしを加えたものです。

〈単行本時初出一覧〉
本書は書き下ろしに、下記の初出誌原稿に加筆修正したものを加えてまとめています。
「ホ・オポノポノのヒューレン博士に聞いた ベストパートナーに出合う法」マーマーマガジン no.7
「蓮村誠さんに聴いた ホリスティック、その世界観とは」マーマーマガジン no.11

ちくま文庫

あたらしい自分《じぶん》になる本《ほん》 増補版《ぞうほばん》

SELF CLEANING BOOK

二〇一六年七月 十 日 第一刷発行
二〇一八年六月三十日 第三刷発行

著 者 服部みれい（はっとり・みれい）
発行者 山野浩一
発行所 株式会社 筑摩書房
東京都台東区蔵前二―五―三 〒一一一―八七五五
振替〇〇一六〇―八―四一二三
装幀者 安野光雅
印刷所 中央精版印刷株式会社
製本所 中央精版印刷株式会社

乱丁・落丁本の場合は、左記宛にご送付下さい。
送料小社負担でお取り替えいたします。
ご注文・お問い合わせも左記へお願いします。
筑摩書房サービスセンター
埼玉県さいたま市北区櫛引町二―六〇四 〒三三一―八五〇七
電話番号 〇四八―六五一―〇〇五三

ISBN978-4-480-43367-1 C0195